Georg Hartmann Bewusstseinswege

Bewusstseinswege

Bilder aus der Geistesgeschichte der Menschheit in älteren Kulturen

Georg Hartmann

Philosophisch-Anthroposophischer Verlag
Goetheanum Dornach/Schweiz

Einbandgestaltung Walther Roggenkamp

Werner Druck AG, Basel / Lithos Kettiger Clichés & Co. AG, Basel

ISBN 3–7235–0293–8

Inhalt

Vorwort 7
Gedenktage im Jahreslauf 9
Hundert Jahre 18
Zur Kunst der Geschichtsschreibung 26
Vom grossen Pan 29
Über das Palladium 33
Archimedes 42
Eratosthenes 50
Das Mass der Erde 55
Alesia 61
Die römischen Mysterien und das Weihnachtsereignis 64
Gerbert von Aurillac 73
Nordische Runensteine 79
Anselm von Canterbury 89
«Soll die Ideenwelt der Erlösung nicht teilhaftig werden?» 95
Nominalismus und Realismus 100
Berufung und Zeitaufgabe – Zum Lebensgang von Franz von Assisi 106
«Dante und die Gegenwart» 110
Johannes Tauler (1300–1361) 117
Ende eines tausendjährigen Reiches 123
Die Chymische Hochzeit des Christian Rosenkreuz im Jahre 1459 132
Nikolaus Cusanus und das Michael-Mysterium 137
Die «Correctio Kalendarii» des Nikolaus von Cues 150
Vom Globusspiel 157
Nikolaus Cusanus und die Mathematik 161
Johannes Gutenberg 167
Hieronymus Bosch – ein Maler des Unter- und Übersinnlichen 172
Was wir Albrecht Dürer verdanken 176
Zur Lebensgeschichte des Trithem von Sponheim 184

Die Weissagungen des Trithem von Sponheim 192
Verzeichnis der Abbildungen 196
Literatur-Hinweise 197

Vorwort

Die Aufsätze, die in dem vorliegenden Band als «Bilder aus der Geistesgeschichte der Menschheit» erscheinen, sind im Verlauf der letzten Jahrzehnte entstanden und in verschiedenen anthroposophischen Zeitschriften zum Abdruck gekommen. Ich folge einer freundlichen Aufforderung, wenn ich das da und dort Zerstreute nun zusammenfasse und in einer chronologischen Ordnung neu zur Veröffentlichung bringe. Ein zweiter Band von gleichem Umfang soll die Fortsetzung der hier gegebenen Darstellungen bringen.

Der Anlass zu den meisten dieser Aufsätze war durch Kalenderdaten gegeben, die auf die Wiederkehr eines geschichtlichen Ereignisses, oder des Geburts- oder Todestages einer Persönlichkeit nach einem Zyklus von hundert oder mehr Jahren aufmerksam machen. Ein solches Hinweisen ist nicht unberechtigt, wenn zwei Dinge ins Auge gefasst werden.

Ein geschichtliches Ereignis bekommt erst dann seine volle Bedeutung für das Bewusstsein späterer Generationen, wenn es als *«Symptom»* genommen werden kann. Dies setzt voraus, dass zuerst eine Überschau über die Welt- und Menschheitsentwicklung vorliegt. Eine solche Überschau ist durch Rudolf Steiners Geistesforschung in dem Buche «Die Geheimwissenschaft im Umriss» gegeben. Von diesem Buch sagt der Verfasser: «Alles, was ich seither sagen konnte, erscheint, wenn es an der rechten Stelle diesem Buche eingefügt wird, als eine weitere Ausführung der damaligen Skizze.» Nun kann das einzelne geschichtliche Ereignis symptomatologisch betrachtet werden.

Was aber das Hinschauen auf eine *Persönlichkeit* betrifft, so kann dies nur dann wahrhaft sinnvoll sein, wenn mit dem Hinschauen das Bewusstsein verbunden ist, dass in jeder Persönlichkeit eine ewige Individualität lebt, dass also ein schon lange verstorbener Mensch geistig «gegenwärtig» ist.

So sind «Symptomatologie» und «Reinkarnation und Karma» die Grundbegriffe für eine sachgemässe Betrachtung der Vergangenheit, Gegenwart und Zukunft.

Wenn mehrere dieser Aufsätze mit dem Hinweis auf die Anthroposophie Rudolf Steiners schliessen, so wird das nur derjenige missbilligen, dem die Weltbedeutung der geisteswissenschaftlichen Erkenntnisart noch nicht zum kräftigen Seelenerlebnis geworden ist. Wer aber dieses Erlebnis haben konnte, dem ist es unverlierbar, und ein solcher wird seine Dankbarkeit dem Schicksal gegenüber gerne dadurch bezeugen, dass er immer wieder auf das grösste Geschehen unserer Zeit hinweist, dem er in diesem Erdenleben begegnen durfte.

Dornach, Pfingsten 1980 Georg Hartmann

Gedenktage im Jahreslauf

Im Jahre 1912 erschien im Philosophisch-Theosophischen Verlag zu Berlin ein Buch, das auf dem äusseren Umschlag und auf dem Titelblatt die Aufschrift trug:

Kalender 1912/13

Auf dem inneren Umschlag standen die Worte:

Im Jahre 1879 nach des ICH Geburt.

Eine Einleitung gab Aufschluss darüber «Was gemeint ist», dann folgte ein nach Wochen gegliedertes Kalendarium mit symbolischen Monatsfiguren, die den Sonnenlauf durch den Tierkreis darstellten, weiterhin kleinere symbolische Bilder, den Gang des Mondes durch den Tierkreis zeigend. Dem Kalendarium schloss sich der Seelenkalender mit zweiundfünfzig Wochensprüchen an. Diese begannen mit der Woche vom 7.–13. April 1912 und endeten mit dem Datum des 30. März 1913.

Nirgends in dem Buche war der Name des Autors genannt.

Der Kalender war eines der vielen Geschenke von Rudolf Steiner an die Menschheit.

Ein weiterer Jahreskalender ist zu Rudolf Steiners Lebzeiten nicht mehr erschienen.

Aber die Wochensprüche des Seelenkalenders sind seit fünfzig Jahren für ungezählte Menschen der tägliche Lebensbegleiter durch den Jahreslauf geworden.

Rudolf Steiners Kalender auf das Jahr 1912/13 verzeichnete eine Fülle von Erinnerungstagen, die das Gedächtnis an Persönlichkeiten und Ereignisse der Vergangenheit beleben sollten. Da sind zunächst 1334 Namen von Heiligen der christlichen Kirche verzeichnet. Dazu die Namen von über 250 Persönlichkeiten des Geisteslebens mit ihren Geburts- und Todestagen. Die Geburtstage zweier lebender Zeitgenossen werden genannt: Edison und Röntgen. Dann werden geschichtliche Ereignisse erwähnt, angefangen vom 18. März, der in der Überlieferung als Gedenktag der Erschaffung der Welt gefeiert wird, bis zur Einrichtung der ersten Eisenbahn in China im Jahre 1888. Dazwischen: der Brand des Dianatempels in Ephesus, das Konzil von Nicäa, die Veröffentlichung des Corpus Juris durch Justinian, Mohammeds Flucht, die Grundsteinlegung der Westfassade des Strassburger Münsters durch Erwin von Steinbach, die Befreiung von Orléans durch Jeanne d'Arc, mehrere Daten zu Luthers Leben, die Einführung des gregorianischen Kalenders, Goethes Ankunft in Weimar, die Entdeckung des Uranus, Abschaffung des Sklavenhandels in England, die Begründung der Theosophischen Gesellschaft. Damit seien nur einige der Daten des Kalenders von 1912/13 genannt. Rudolf Steiner sagte in dem Vorwort zu diesem Kalender: «Die Jahres-Erinnerungstage streben naturgemäss nirgends eine Vollständigkeit an. Sie sind so mit den Namen versehen, dass das Angeführte demjenigen nützlich sein kann, der den geistigen Entwickelungsgang der Menschheit verfolgen will.»

Mit dieser Aussage Rudolf Steiners ist das Motiv für die Auswahl der Gedenktage gegeben. Es handelt sich um Hinweise auf den geistigen Entwicklungsgang der Menschheit.

Es darf die Frage gestellt werden: Wie kommt es überhaupt zu den Gedenktagen im Jahreslauf?

Da ist zunächst einmal die Tatsache des Jahreslaufs gegeben als eine Beziehung von Sonne, Erde und Sternenwelt, die nach 365 Tagen dasselbe räumliche Verhältnis offenbart. Mit dieser Wiederkehr des räumlichen Verhältnisses im Zeitenlauf – einer Wiederkehr, die sich rhythmisch vollzieht – ist das Grundmotiv unserer Kalenderordnung gegeben. Es ist deshalb berechtigt, eines Ereignisses der Vergangenheit dann besonders zu gedenken, wenn im Jahreslauf dieselbe Raumesbeziehung von Sonne, Erde und Tierkreis wiederkehrt oder entsprechend nach mehreren Jahresläufen. Ein Ablauf von sieben, zehn, fünfundzwanzig, dreiunddreissig, fünfzig und hundert Jahren, oder das Vielfache dieser Zahlen, gibt je nach dem gewählten Gesichtspunkt den Anlass, ein bedeutungsvolles Geschehnis in die Erinnerung zu rufen.

Das wichtigste Ereignis, das die Zeitrechnung zuerst zu verzeichnen hat, ist selbstverständlich dasjenige, das den Uranfang dieser Zeitrechnung setzt. Dieser Uranfang wird im allgemeinen als *Epoche* bezeichnet und die von der Epoche ausgehende Jahresreihe hat den Namen Ära. Man hat in den vorchristlichen Kulturen von den unterschiedlichsten Epochen den Ausgangspunkt der Zeitrechnung genommen.

Da ist die *jüdische* Welt-Ära, deren Epoche der 7. Oktober des Jahres 3761 vor Christus ist. Der Gebrauch dieser Epoche datiert aber erst vom 11. nachchristlichen Jahrhundert, nachdem sie festgesetzt worden war im 4. nachchristlichen Jahrhundert durch den Rabbi Hillel II. Hanassi, einem der letzten Vertreter des jüdischen Patriarchates in Palästina, das durch vierhundert Jahre in der Familie Hillel erblich gewesen war.

Von den mannigfachen Epochen *indischer* Zeitrechnung ist die bedeutungsvollste diejenige vom 17. Februar 3102 vor Christus. Mit dieser Epoche – von der gesagt wird, dass sie durch eine Konjunktion sämtlicher Planeten bestimmt sei – datiert die Ära des Kali-Yuga.

Noch weiter zurück im Zeitverlauf liegt die Epoche der *byzantinischen* Ära, der 1. September des Jahres 5502 vor Christus. Woher diese Datierung stammt, ist ungewiss, doch greift selbst im europäischen Mittelalter Otto von Freising noch auf sie zurück.

Bekannt sind die Epochen der *griechischen* und *römischen* Zeitrechnung. Nachdem in Athen ursprünglich nach einer Ära gerechnet wurde, welche ihre Epoche vor dem ersten vorchristlichen Jahrtausend mit dem Archon Medon hatte, wurde im 8. Jahrhundert als Epoche jene Olympiade bestimmt, auf welcher Koroibos siegte, es war das Jahr 776 vor Christus. Später wurde der 1. Juli dieses Jahres als Epoche bestimmt, nachdem ursprünglich der Tag der Sommersonnenwende der Höhepunkt der olympischen Spiele gewesen war.

In Rom galt als Epoche das Datum der Stadtgründung (die Daten der römischen Schriftsteller schwanken zwischen den

Jahren 880 und 726 vor Christus), nach der Ära des Varro der 21. April des Jahres 753 vor Christus, doch wurde das Jahr seit der Republik immer mit dem Namen der amtierenden Consuln bezeichnet.

Die *mohammedanische* Ära hat als ihre Epoche die Hedschra, die Flucht des Propheten von Mekka nach Medina am 15. Juli 622 nach Christus. Doch ist hier zu vermerken, dass die Jahreszählung des Islam als Grundlage das Mondjahr zu 354 Tagen hat.

Es könnte auf Hunderte solcher Epochen und Ären hingewiesen werden (siehe dazu das vorzügliche «Handbuch der mathematischen und technischen Chronologie» von F.K. Ginzel), es sei nur noch erwähnt die Ära der französischen Republik, deren Epoche der 22. September des Jahres 1792 war. Aber die Ära dauerte nicht lange.

Im Kalender auf das Jahr 1912/13 wird von Rudolf Steiner als Epoche angegeben der 3. April, der Todestag Christi. Von dieser Epoche an wird der Jahreslauf gezählt. Rudolf Steiner sagt darüber in dem Vorwort zu diesem Kalender:

«Die Zahl eines Jahres wird von je einem Teile der Menschheit jeweilig so festgesetzt, dass die Zählung begonnen wird von einem Ereignisse, das für diesen Teil der Menschheit als besonders wichtig empfunden wird. Die Juden rechnen von dem Zeitpunkte an, den sie als ‹Erschaffung der Welt› bezeichnen, die Christen von der ‹Geburt Jesu›. In diesen Kalenderangaben ist von dem Jahre 33–34 der christlichen Zeitrechnung an gezählt. Es wird dabei jenes Datum der Erdenentwicklung zu Grunde gelegt, das für die gesamte Menschheit ohne Unterschied von Rasse, Nation und so weiter von Bedeutung ist. Dabei ist die Annahme der ‹Geisteswissenschaft› zu Grunde gelegt, welche in dem angegebenen Jahre den Zeitpunkt sieht, in welchem in die Menschheitsentwicklung die Kräfte eingetreten sind, durch welche das Menschen-Ich sich ohne Sinnbild durch die Kräfte des eigenen Vorstellungslebens in sich selbst erfassen und in ein Verhältnis zur Welt bringen kann. Vor diesem Zeitpunkte brauchte der Mensch, um sich zu erfassen und in die Welt hineinzudenken, Vorstellungen, die von der äusseren Wahrnehmung entnommen sind. Die Vorbereitung zu diesem Zeitpunkte liegt einerseits in der althebräischen Kultur, welche zuerst den ‹Gott im Innern› bildlos zur Erkenntnis brachte; andrerseits im griechischen Geistesleben, das sowohl in seinen Künstlern wie in seinen Weltweisen den Zeitpunkt dadurch vorbereitete, dass es den Menschen durch Vorstellung seiner selbst als Erdenwesen erfasste und in seiner Philosophie das Weltwerden nicht durch äussere Bilder, sondern durch Vorstellungen charakterisierte, die allein dem Menschen-Innern als denkendem Bewusstsein entstammen (Thales bis Aristoteles). Das christliche Bekenntnis brachte die Empfindung gegenüber dieser Menschheitstatsache dadurch zum Ausdruck, dass es in den entsprechenden Zeitpunkt ‹Tod und Auferstehung Christi›, das ‹Mysterium von Golgatha›, versetzte. Von diesem an sind in den folgenden Angaben die Jahre gezählt. Und in Anlehnung daran ist der Erinnerungstag an dieses Jahr als der erste in der Jahres-Zählung angenommen. Ob dazu ein Recht vorhanden ist gegenüber der Zählung vom ersten Januar an, darüber kann man selbstverständlich streiten. Hier soll dies nicht geschehen.»

Es soll auch heute nicht geschehen, in einer Zeit, in der Kalenderordnungen einzig nach Gesichtspunkten materieller Zweckmässigkeit festgesetzt werden, da das Wissen von alten kosmischen Zusammenhängen geschwunden ist und die neuen Geist-Erkenntnisse von denen, die sich zu den sogenannten Kulturträgern zählen, nicht wahrgenommen oder gar verschwiegen werden. Aber eine sachgemässe Neuordnung eines für die Gesamtmenschheit gültigen Kalenderwesens wird ohne das Eingehen auf die von Rudolf Steiner gegebenen Erkenntnisse nicht möglich sein.

Die Epoche ist der Ausgangspunkt für die Jahreszählung des Kalenders. Aber der Zeitablauf hat noch seine besonderen Zäsuren. In den älteren Zeiten der Menschheitsentwicklung waren diese Zäsuren durch die Offenbarung geistiger Wesenheiten bestimmt. Die Epiphanie des Gottes war der Ursprung der Jahresfeste. In Ägypten wurde am ersten Tag des neuen Jahres das Fest aller Götter und Göttinnen begangen, vier

Wochen später die Geburt der Nut, der Göttin der Himmelswölbung. Es gab Osiris-, Isis- und Horusfeste, so den Todestag des Osiris, die Erscheinung der Isis, die Geburt der Augen des Horus, die Niederkunft der Isis nach der Tag- und Nachtgleiche des Frühjahres. Die altägyptische Festliste verzeichnet gegen hundert solcher Feste, die an den verschiedenen Orten des Landes jeweils in der zyklischen Wiederholung des Jahreslaufes gefeiert wurden.

Wir kennen solche Festkalender aus Griechenland und Rom. In den älteren Zeiten dieser Kulturen sind auch hier die Festtage immer Erinnerungstage an das Erscheinen und Wirken der Gottheit. Der Festablauf war streng geregelt durch die Priesterschaft. Die heiligen Handlungen der Feste gaben im äusseren Bilde das Geistgeschehen wieder. Wir haben aus der beginnenden römischen Kaiserzeit den berühmten Festkalender des Dichters Ovid, die «Fasten», aus deren oft verhüllter Darstellung noch immer ein Glanz kosmischer Offenbarung schimmert, eine Ahnung von der göttlichen Stiftung der Feste.

Doch tritt zu all den Festen, die das Geistige in der irdischen Natur und im ausserirdischen Kosmos zum Ausdruck brachten in Lied, Gebet und Opfer, in Tanz, Aufzug und Prozession, den Festen, die im umfänglichsten Masse die bestimmenden Kräfte des sozialen Lebens waren, im Laufe der Zeit immer mehr hinzu das Gedächtnis an irdische Ereignisse. Es werden Gedenktage eingesetzt zur Erinnerung an bedeutungsvolle Geschehnisse auf dem physischen Plan. Ein Übergang dazu wird gemacht durch die Gedenkfeste an die Heroen, die Halbgötter. Das Bewusstsein, das sich ursprünglich im Einklang wusste mit dem Himmelsgeschehen, steigt über ein mythologisches Bewusstsein hinunter zu einem Erfassen des irdischgeschichtlichen Geschehens.

Den Beginn mit diesem historischen Bewusstsein macht das alte Judentum. Nachdem dieses Volk als erstes die rhythmische Einteilung des Zeitverlaufes in der siebentägigen Woche festgesetzt hatte – eine Festsetzung, die völlig im Einklang war mit kosmischen Rhythmen, mit dem Wirken Jahves –, wurden durch Moses die grossen Jahresfeste gestiftet, die im Bewusstsein der Volkheit leben sollten, damit aus dieser Volkheit der

Leib des Erlösers dereinst gebildet werde. Da ist zunächst das Passahfest zum Gedächtnis des Auszugs aus Ägypten. «Dieser Monat soll bei euch der erste Monat sein und von ihm sollt ihr die Monate des Jahres anheben» (2. Mose 12). Dann das Wochenfest oder Pfingstfest zur Erinnerung an die Gesetzgebung auf dem Berge Sinai, das Versöhnungsfest und Laubhüttenfest. Alle diese Feste gedenken der bedeutungsvollen Ereignisse der Geschichte des Volkes. Später treten dazu das Fest der Tempelweihe und schliesslich der Trauergedenktag an die Zerstörung Jerusalems, am 9. Tag des Monats Ab. Neben diesen Festen im Jahreslauf sind die Neumondtage heilig.

Auch im griechischen und römischen Festkalender tritt zu den kosmischen Erinnerungen und den Gedenktagen der mythologischen Geschichte immer mehr das Gedächtnis an die eigentlichen historischen Geschehnisse. Zu den Panathenäen, den Dionysien, Eleusinien und anderen Götterfesten kamen die Heroenfeste für Herakles, Theseus und Kekrops, schliesslich die Tage der Erinnerung an die grossen Siege bei Marathon und Salamis, die Wiederherstellung der Demokratie durch Thrasybulos und andere Ereignisse. Dasselbe vollzieht sich im römischen Festkalender, dort treten neben die Erinnerungstage an die grossen Siege auch die «dies atres», die dunklen Tage der grossen Niederlagen. Und dann die Gedenktage des Todes bedeutender Persönlichkeiten.

Da ist das Bewusstsein bei der Bedeutung des individuellen Menschen angelangt. Und jetzt erscheint im Jahreslauf des Kalenders die Erinnerung an die einzelne Persönlichkeit. Schon seit dem vierten vorchristlichen Jahrhundert finden wir innerhalb der griechisch-lateinischen Kultur die Feier der Wiederkehr des Geburtstages des einzelnen Menschen. Und mit dem Heraufkommen des Christentums bekommt der Todestag der Märtyrer, Kirchenväter und Bekenner seine grosse Bedeutung für das Kulturbewusstsein. An die Stelle der alten Festtage tritt der Name des Heiligen. Und der Heilige bekommt seine besondere Wichtigkeit für eine bestimmte Menschengruppe, sei es im Volkszusammenhang oder im Beruf, sei es als Nothelfer oder Freudenspender.

Und vom Heiligen geht es dann zum Irdisch-Tüchtigen, zum

Gelehrten und Erfinder, zum Feldherrn und Staatsmann, zum Künstler und sozialen Gestalter.

In die Entwicklung der Geistesgeschichte der Menschheit tritt immer mehr die Einzelpersönlichkeit mit ihrem individuellen Wirken. Wer diese Geistesgeschichte kennen und erkennen will, muss sich in zunehmendem Masse mit dem Schicksal von Einzelpersönlichkeiten befassen.

Deshalb darf ein neues Kalendarium die Zahl der Gedenktage – Geburt und Tod grosser Persönlichkeiten – von Jahr zu Jahr erweitern.

Aber da taucht ein neues Problem auf. Gewiss sind Geburt und Tod als Pforten des Menschenlebens noch im Einklang mit dem Weltgeschehen und insoferne irdisch-kosmische Daten. Aber gibt es nicht innerhalb des individuellen Lebens zwischen Geburt und Tod Ereignisse, die der Ausgangspunkt für weltweite Wirkungen sind? Der 28. August 1749 ist der Geburtstag Goethes. Es ist der kosmisch-irdische Zeitpunkt für den Beginn seines reichen Erdenlebens. Aber gab es in diesem Erdenleben nicht ganz besondere Sternstunden? War nicht jener Sommerabend des Jahres 1794 (wir kennen das genaue Datum nicht einmal), da Goethe nach dem Vortrag des Botanikers Batsch zum entscheidenden Gespräch mit Schiller kam, von der weitesttragenden Bedeutung? Ist nicht der Brief Schillers, den er am 23. August 1794 an Goethe richtet, an einem denkwürdigen Datum geschrieben? Müssen wir nicht vielleicht inskünftig neben den Geburts- und Todestagen, neben den politisch-geschichtlichen Daten und neben den besonderen Naturereignissen (etwa der grosse Sternschnuppenfall vom 9. Oktober 1933) ganz besonders hinschauen auf menschliche Schicksalsbegegnungen, die den Keim für wichtige Geschehnisse bildeten?

Hier eröffnet sich ein ganz neuer Ausblick auf die Gestaltung künftiger Kalendarien. Der Lebensgang Rudolf Steiners enthält Daten, die für die Entwicklung der Menschheit von grösserer Bedeutung sind als die Daten der Kriegserklärungen, Friedensschlüsse und Konferenzen des 20. Jahrhunderts.

Da ist der 29. September 1900, der Tag, an dem Rudolf Steiner zum erstenmal Anthroposophie dargestellt hat in

Anknüpfung an «Goethes geheime Offenbarung». Rudolf Steiner sagt über diesen ersten Vortrag: «Es war ein wichtiges Erlebnis für mich, in Worten, die aus der Geistwelt heraus geprägt waren, sprechen zu können, nachdem ich bisher durch die Verhältnisse gezwungen war, das Geistige nur durch meine Darstellungen durchleuchten zu lassen.»

Oder der 20. September 1913, der Tag der Grundsteinlegung des Dornacher Baues, des Goetheanums.

Oder der 25. Dezember 1923, die Grundsteinlegung der Allgemeinen Anthroposophischen Gesellschaft.

Viele Daten wären zu nennen.

Ein künftiges Kalendarium wird in die Reihe der Gedenktage immer mehr die Daten jener Geschehnisse aufnehmen, die als freie Taten aus den freien Entschlüssen menschlicher Individualität kommen.

Der «Seelenkalender» wird der tägliche Begleiter der Einzelseele durch den Jahreslauf bleiben.

Die Reihenfolge der *Gedenktage* wird den Menschen immer mehr eingliedern können in den geistigen Entwicklungsgang der Menschheit, nicht allein in einer Rückschau, denn das Dauerwesen der menschlichen Individualität ist allgegenwärtig und schafft an der Zukunft.

Hundert Jahre

Am 27. Februar 1961 waren hundert Jahre seit der Geburt *Rudolf Steiners* vergangen. Sein Werk, die Anthroposophie, will sich in die Menschheitsentwicklung einleben. Sehr viele Menschen verdanken diesem Werk die Erkenntnis von dem Sinn ihrer Existenz und die Kraft zur Führung des eigenen Lebens. Solche Menschen denken an diesem Jahrestag in Verehrung und Dankbarkeit an den Begründer der modernen Geisteswissenschaft, der Anthroposophie.

Die Frage taucht auf, ob es berechtigt ist, an der Jahrhundertwende eines Ereignisses im besonderen Masse Rückschau zu üben. Es sei im folgenden versucht, einiges zur Rechtfertigung dieses Jahrhundertbegriffes vorzubringen.

Das Mass der Zeit, die an den Veränderungen der Welterscheinungen dem Menschen zum Erlebnis wird, kann aus allen rhythmischen Vorgängen genommen werden, die der Beobachtung zugänglich sind. Zunächst bieten sich die rhythmischen Vorgänge der eigenen Leibesorganisation zum Zeitmass an: der Atemzug, der Pulsschlag. Die Dauer eines Vorganges im Vergleich zur Dauer eines anderen Vorganges kann damit gemessen werden. Die persischen Satrapen hielten sich Sklaven, die den Zeitablauf durch Abzählen ihrer Pulsschläge auszurufen hatten. Galilei prüfte die Schwingungsdauer der im Dome zu Pisa pendelnden Lampen am rhythmischen Schlag seines Pulses.

Der Wechsel von Tag und Nacht ist das naturgegebene Zeitmass, das dem Bewusstseinsrhythmus von Wachen und Schlafen unmittelbar entspricht. Der Beginn des Tages, sofern die Tageslänge auf die Wiederkehr eines Gestirnes an denselben Raumesort bezogen wird, kann beliebig festgesetzt werden. Es gibt Kulturen, welche den Tagesbeginn auf Sonnenaufgang festlegen, andere, welche den Mittag oder Abend als Beginn des neuen Stundenzyklus ansehen. Wir rechnen heute in unserer gegenwärtigen Zivilisation die Dauer des bürgerlichen Tages von Mitternacht bis Mitternacht.

Wenn in älteren Kulturepochen die Zeit von Sonnenaufgang bis Sonnenuntergang in zwölf Stunden unterteilt und die Zeit vom Untergang bis zum Aufgang der Sonne ebenfalls zu zwölf Stunden gerechnet wurde, dann ergab der Wechsel der Jahreszeiten eine Verlängerung oder Verkürzung der Tages- oder Nachtstunden je nach der Tages- oder Nachtlänge von Sommer oder Winter. Dieser Unterschied der Stundenlänge wurde von den Menschen älterer Zeiten innerlich qualitativ erlebt.

Dio Cassius berichtet, dass bei den Babyloniern jede Tagesstunde einem bestimmten Planeten zugeordnet war und zwar in der Reihenfolge:

♄	♃	♂	☉	♀	☿	☽
Saturn	Jupiter	Mars	Sonne	Venus	Merkur	Mond

um dann wieder aufs neue mit dem Saturn zu beginnen. Derjenige Planet, welcher der ersten Tagesstunde zukam – nehmen wir an, es sei die erste Stunde nach Sonnenaufgang gewesen – war dann auch der Regent des Tages, der deshalb nach ihm benannt wurde.

Wenn also ein Tag mit einer Saturnstunde begann, so war der ganze Tag ein Saturntag und sein Stundenablauf sah folgendermassen aus:

Stunde	Planet	Stunde	Planet	Stunde	Planet
6– 7 Uhr	♄	14–15 Uhr	♃	22–23 Uhr	♂
7– 8 Uhr	♃	15–16 Uhr	♂	23–24 Uhr	☉
8– 9 Uhr	♂	16–17 Uhr	☉	24– 1 Uhr	♀
9–10 Uhr	☉	17–18 Uhr	♀	1– 2 Uhr	☿
10–11 Uhr	♀	18–19 Uhr	☿	2– 3 Uhr	☽
11–12 Uhr	☿	19–20 Uhr	☽	3– 4 Uhr	♄
12–13 Uhr	☽	20–21 Uhr	♄	4– 5 Uhr	♃
13–14 Uhr	♄	21–22 Uhr	♃	5– 6 Uhr	♂

Dann musste der darauffolgende Tag notwendigerweise ein Sonnentag sein. Auf diese Art kam die zyklische Zuteilung der sieben Planeten zu den sieben Tagen der Woche zustande. Es konnte also eine Tagesstunde so bestimmt werden, dass gesagt wurde: «die zweite Sonnenstunde des Saturntages». Das würde unserer Bezeichnung entsprechen: «Samstag, zwischen 16 und 17 Uhr».

Für die Bestimmung grösserer Zeiträume boten die rhythmischen Wiederholungen der Erscheinungsformen des Mondes jene Einteilung, die zur Festsetzung des Monats führte. Aber dieses Mass war nicht in unmittelbaren Einklang zu bringen mit der rhythmischen Wiederkehr der Sonne an ihren Tierkreisort.

Alle Kalenderbestrebungen seit dem Altertum gehen darauf hinaus, diesen Einklang zu schaffen durch Einschaltung von zusätzlichen Tagen zu dem Zyklus von zwölf Mondumläufen, das heisst, am Sonnenjahr festzuhalten und die Mondzählung doch nicht ganz verschwinden zu lassen.

Wie aber sollten nun die Jahre in grösseren Abschnitten zusammengefasst werden?

Wieder bietet sich – wenn auch nur approximativ, so doch naturgesetzmässig – der menschliche Organismus in seiner Entwicklung zur Zählung an. Denn die verschiedenen Lebensstationen: Zahnwechsel, Erdenreife, Mündigkeit (deren rechtliche Festsetzung im Einklang mit Entwicklungsgesetzen steht) offenbaren sich als Zeitpunkte der Verselbständigung höherer Wesensglieder des Menschen von Jahrsiebent zu Jahrsiebent. Und wer auf die Entwicklung von Seelenfähigkeiten sein Augenmerk lenken kann, der weiss, was es bedeutet, einen Gedanken in Abständen von sieben zu sieben Jahren sich vor die Seele zu stellen und alle seine Metamorphosen der Entwicklung bis zur Willensfrucht zu erleben.

So kann der Lebenslauf des Menschen und damit die Zeitmessung der Jahre eingeteilt werden nach Planetenjahrsiebenten in der folgenden Weise:

1.– 7. Lebensjahr	Mond
7.–14. Lebensjahr	Merkur
14.–21. Lebensjahr	Venus
21.–28., 28.–35., 35.–42. Lebensjahr	Sonne
42.–49. Lebensjahr	Mars
49.–56. Lebensjahr	Jupiter
56.–63. Lebensjahr	Saturn

Jeder dieser Zeitabschnitte unterliegt aber auch wie die Stundenfolge des Tages nach alten Überlieferungen einem planetarischen Jahresregenten. So dass jedes Jahrsiebent eine Folge von Jahren ist, die, mit dem Saturn beginnend, durch die Planetenfolge sich fortsetzen, wobei noch zu bemerken ist, dass nach alter Tradition das Wirken des Jahresplaneten mit dem Frühlingsanfang beginnt.

Wie aber kommt es nun zur Zusammenfassung von Jahren unter dem Begriffe des «Jahrhunderts»?

Es scheint, als habe zu dieser Festsetzung das Dezimalsystem den Anlass gegeben. Aber die Zahl «Hundert» als Zusammenfassung einer bestimmten Mengengrösse hatte schon zu den Zeiten Gültigkeit, als noch das babylonische Duodezimalsystem die Grundlage für die Zahlengruppierung gab. Dieses Duodezimalsystem war zunächst überall dort in Gebrauch, wo es sich um zahlenmässige Bestimmungen von *Raumes*grössen handelte. Doch wurde diese Bestimmung auch in das *Zeit*geschehen übertragen, wie es an den zwölf Tagesstunden ersichtlich ist, die allerdings auf die Raumformen der Tierkreisbilder zurückzuführen sind.

Stellt man die Frage, ob es irgendwo in der Natur oder im Menschenleben ein Gebilde gibt, das die Zahl Hundert in einer gültigen Weise enthält, so wird man vergeblich in den Naturreichen nach einer solchen Gestaltung in ihrer Vollkommenheit suchen. Im Menschenwerk taucht zwar schon in alten Zeiten die Zahl Hundert als Masszahl für Kultgebäude auf, so beim Bau der Stiftshütte («und die Länge des Hofes soll hundert Ellen sein») oder beim Parthenontempel in Athen, dessen Stirnseite eine Länge von hundert attischen Fuss hatte. Auch der Königspalast Salomos hatte eine Länge von hundert Ellen, desgleichen der bei Hesekiel beschriebene Tempel. Es gibt jedoch einen raumgeometrischen Körper, das Pentagondodekaeder, das in einer seltenen Art Zahlen in sich vereinigt. Und es ist nicht ohne Verwunderung festzustellen, dass dieser platonische Körper, dessen Wesen so innig mit dem Geheimnis der Erde und ihrer Entwicklung verbunden ist, gerade hundert Raumdiagonalen hat.

Wie kommt es aber nun zum Zeitmass von hundert Jahren?

Zunächst blieb die Zahl Sieben doch die Grundzahl für das Mass der in der Zeit verlaufenden rhythmischen Vorgänge, und gerade diese Siebenheit führt dann hin zum Jahrhundertbegriff.

Im alten Judentum war es durch die Gesetzgebung des Moses bestimmt worden, nach sieben mal sieben Jahren ein besonderes Jahr einzuführen, in welchem alle sozialen Verhältnisse auf einen Ursprungszustand zurückgeführt werden sollten.

Zunächst hatte jedes siebente Jahr als «Sabbatjahr» zu gelten. In diesem Jahr sollte keine Bodenbestellung und keine Ernte erfolgen. Der Boden, der Gottes war, durfte seine Sabbatruhe haben. Und es war angedroht, dass, wenn diese Bestimmung nicht eingehalten würde, Unglück über das Volk käme und dass Gott die fehlenden Sabbatjahre dadurch erzwingen würde, dass durch Kriegsnot das Land brachliegen müsste. Als die babylonische Gefangenschaft Israels durch siebzig Jahre währte, wurde das als Strafe für siebzig unterlassene Sabbatjahre angesehen.

Aber nicht nur der Boden sollte durch die Ruhe geheiligt werden, auch die sozialen Verhältnisse sollten im Sabbatjahr eine Wiedererneuerung erfahren. Der Verkaufte durfte frei werden, der Schuldner entlastet werden. So war das Sabbatjahr auch das grosse «Erlassjahr». Bis ins einzelne wurde dies Gesetz erläutert, besonders im Hinblick darauf, dass nicht Missbrauch mit einer solchen Einrichtung getrieben werden könne.

Nun aber war nach sieben mal sieben Jahren ein zusätzliches «Halljahr» bestimmt.

«Und du sollst zählen solcher Sabbatjahre sieben, dass sieben Jahre sieben mal gezählt werden und die Zeit der sieben Sabbatjahre mache neunundvierzig Jahre. Da sollst du die Posaune blasen lassen durch all euer Land am zehnten Tage des siebenten Monats, eben am Tage der Versöhnung. Und ihr sollt das *fünfzigste* Jahr heiligen und sollt ein Freijahr ausrufen im Lande allen, die darin wohnen; denn es ist euer Halljahr. Da soll ein jeglicher bei euch wieder zu seiner Habe und zu seinem Geschlecht kommen» (3. Mose 25, 8, 10).

Auch für dieses Jobeljahr (vom hebräischen: jobel = Horn, Posaune), welcher Ausdruck dann zu dem «Jubeljahr» wurde, gab es ganz genaue Bestimmungen. Die zweimalige Wiederholung des Jubeljahres schliesst ein Jahrhundert ab.

So kam es zu den Jahrhundertfeiern. Immer war es das hundertste Jahr nach einem bestimmten festgesetzten Zeitpunkt.

In diesem Sinne wurden auch in Rom die grossen Säkularfeiern gehalten. Diese waren ursprünglich schon durch die sibyllinischen Bücher anbefohlen, dann aber von dem Konsul L. Valerius Poplicola unmittelbar nach der Begründung der Republik eingesetzt worden. Anfänglich den Göttern der Unterwelt, Pluto und Proserpina, den Parzen, den geburtshelfenden Göttinnen, der Tellus zu Ehren durch nächtliche Opfer gefeiert, wurde der Kult auch auf die oberen Götter erweitert, besonders Jupiter, Juno, Apollo und Diana. Diesen Göttern allen wurde ein Lectisternium bereitet, ein Göttermahl, bei welchem die Götterbildnisse auf Polster gelegt wurden und ihnen Speise vorgesetzt wurde. Herolde riefen diese von niemandem ein zweites Mal erlebten Jahrhundertfestlichkeiten («... quos nunquam quisquam spectasset nec spectaturus esset ...») in ganz Italien aus und mehrere Tage und Nächte dauerten die Opfer, Gebete, Gesänge und Spiele.

Seit dieser Zeit gibt es Jahrhundertfeiern.

Und es ist zu dem Brauch gekommen, im hundertsten Jahre Rückschau zu halten auf ein Ursprungsereignis.

Es mag zu denken geben, dass das Jahrhundert auch die dreimalige Wiederholung des Erdenlebens des Christus Jesus umschliesst von der Geburt des Jesusknaben bis zum Mysterium von Golgatha.

Feste werden von Jahr zu Jahr wiederholt. In dieser Wiederholung soll der Sinn in rhythmischer Folge auf Geistgeschehnisse im Erdgebiet gelenkt werden.

*Jahrhundert*erinnerungen sind immer mehr nur noch bürgerlicher Brauch geworden. Aber man kann diesen Brauch auf seine alte Bestimmung neu zurückführen. Und es ist dann berechtigt, eine Hundertjahrfeier zu begehen, wenn diese Feier nicht nur ein Rückblick auf Geschehenes ist, ein Rückblick, der zu nichts verpflichtet und der dann das Geschehene für die nächsten hundert Jahre der Vergessenheit anheimfallen lässt. Vielmehr dann darf eine Jahrhundertfeier gerechterweise veranstaltet werden, wenn diese den Willen zum frohen Schaffen impulsiert, wenn aus der Einsicht in das Geschehene Liebeskraft für die Gegenwart und Zukunft erspriesst.

Wenn also das Jahr 1960/61 das Jahrhundert nach Rudolf Steiners Geburt festlich abschliessen soll, dann gibt es nur eine Berechtigung dazu: aus der Betrachtung des Lebenswerkes und der Geistestat Rudolf Steiners die Begeisterung und die Kraft zu holen, um für dieses Werk zu wirken zum Heile der Menschheit. Dieses Werk kann nicht entbehrt werden, wenn nicht alles Kulturstreben den Mächten des Abgrundes anheimfallen soll.

Denn es wird keine der brennenden Zeitfragen beantwortet und keines der grossen sozialen Probleme gelöst, wenn nicht eine Kenntnis von dem Menschenwesen und seinem Zusammenhang mit dem Makrokosmos, also eine Anthroposophie, die naturwissenschaftlichen Forschungsergebnisse ergänzt. Die Menschheit bedarf heute dringlich eines exakten Wissens von den Gesetzen der Wiederverkörperung des Menschengeistes und der Schicksalsgestaltung. Ohne ein solches Wissen bleiben alle Bestrebungen wissenschaftlicher, künstlerischer und sozialer Art absolut erfolglos.

Es wäre für diejenigen, die sich vor der Weltöffentlichkeit berufen fühlen, Kulturträger zu sein, allerhöchste Zeit, das Lebenswerk Rudolf Steiners nicht weiterhin zu ignorieren und zu verschweigen, sondern dafür Sorge zu tragen, dass dieses Werk auf allen Lebensgebieten sich entfalten kann.

Wäre das Rudolf-Steiner-Jahr nicht ein Anlass zu solcher Wandlung für diejenigen, die es angeht?

Diejenigen aber, denen es vergönnt ist, das Lebenswerk Rudolf Steiners aus Einsicht lieben zu können, werden in diesem Jubeljahr sich die Frage vorlegen: wie kann ich die in mir vorhandenen Schaffenskräfte verstärken, damit auch durch mich der Geist sich in die Erdenentwicklung hineinentfalten kann?

Zur Kunst der Geschichtsschreibung

Wenn irgendein Weltobjekt oder ein Zeitgeschehen durch die menschliche Sprache – sei es in Wort oder Schrift – zur Darstellung kommen soll, wird der Stil dieser Darstellung ebenso berechtigt wie notwendig durch die Individualität des Sprechenden oder Schreibenden bestimmt sein. Aber darüber hinaus wird dieser Stil auch geprägt sein müssen durch das Objekt, das dargestellt werden soll. Man könnte es als ein Ideal anstreben, aus der Wesenheit des Stoffes die Gesetze der Form zu holen. Im Grunde genommen ist dies das Problem des künstlerischen Schaffens schlechthin.

Der Geschichtsschreiber muss Künstler sein. Er wird anders einen Nero schildern, anders einen Franz von Assisi, anders eine ägyptische, anders eine griechische Kulturepoche.

Wer die Nachschriften der Vorträge Rudolf Steiners liest, die dieser über die Schicksalszusammenhänge einzelner Persönlichkeiten gehalten hat, wird immer wieder erstaunt und beglückt sein über die *Art* der Charakterisierung dieser Individualitäten. Es ist, wie wenn jede dieser Gestalten bis in die Diktion des Vortrages in ihrem Wesen sich offenbarte.

Am eindrucksvollsten kommt dies in Rudolf Steiners Werk zur Geltung dort, wo die grössten Evolutionsphasen geschildert werden, nämlich in dem Zentralkapitel des Buches «Die Geheimwissenschaft im Umriss». Die Überschrift dieses Kapitels lautet: «Die Weltentwickelung und der Mensch».

In vier umfassenden Abschnitten werden die planetarischen Verkörperungen unserer Erde geschildert. Saturn, Sonne, Mond und Erde sind die Bezeichnungen dieser Wesensoffenbarungen. Die Darstellung ist ein reines Kunstwerk. Man vermag sie zu erleben wie die Sätze einer gewaltigen Symphonie.

Blickt man auf den Stil dieser Darstellung, so kann man miterleben die Schwierigkeiten der Charakterisierung bei der Schilderung der alten Saturnverkörperung. Es ist, wie wenn mannigfaltige Geschehnisse in einem *räumlichen Nebenein-*

ander gewissermassen «gleichzeitig» charakterisiert werden sollten. Man fühlt sich nahe dem Hegel'schen Begriff des reinen Seins. Man ahnt, warum Rudolf Steiner diese Schilderung so beginnen muss: «Richtet man die geistigen Wahrnehmungsorgane zunächst nicht auf Anfang und Ende, sondern auf die mittlere Entwickelungsperiode dieser Saturn-Verkörperung, so zeigt sich in derselben ein Zustand, welcher, der Hauptsache nach, nur aus ‹Wärme› besteht.»

Also, ein «Zustand» wird geschildert. Und bis in die Gestaltung der Sätze offenbart sich dieser Zustands-Charakter, der das Wesen des alten Saturn ist.

Ganz anders wird die Darstellung der Sonnen-Entwicklung. Jetzt wird alles im reinen *zeitlichen Nacheinander* geschildert. Deutlich gegliedert sind die sieben aufeinanderfolgenden Phasen dieser Evolution mit ihren dazwischenliegenden Ruhepausen. In der Schilderung häufen sich die Worte und Ausdrücke wie «nun», «dann», «jetzt», «nachdem», «nach einer gewissen Zeit», «von jetzt ab», «nunmehr». Alles ist hinorientiert auf eine Charakteristik des Zeitverlaufs.

Eine weitere Metamorphose: der alte Mond. Ein neues Entwicklungsmotiv offenbart sich. Zu der saturnischen Kategorie des Raumes und der Sonnenkategorie der Zeit tritt die Kategorie der Kausalität. Ursache und Wirkung sind die hinzukommenden Leitmotive. In Rudolf Steiners Darstellung dieser Weltepoche häufen sich die Worte «durch», «dadurch», «deshalb», «daher», «Wirkung», «Folge». Charakteristisch sind solche Sätze für die Mond-Entwicklung:

«Durch die aufeinanderfolgenden Verwandlungen und Erneuerungen sind die Menschenwesen immer edler und feiner geworden; aber sie haben auch an Kraft gewonnen. Das Bilderbewusstsein blieb dadurch auch immer mehr in den Sonnenzeiten erhalten. Es erlangte dadurch auch Einfluss auf die Gestaltung des physischen und des Ätherleibes, die vorher ganz durch die Wirkung der Sonnenwesen geschah. Das, was auf dem Monde durch die Menschenwesen und die mit ihnen verbundenen Geister geschah, wurde immer ähnlicher dem, was früher durch die Sonne mit ihren höheren Wesenheiten bewirkt worden ist. Die Folge davon war, dass ...»

Raum, Zeit und Kausalität sind zunächst die Faktoren, die das Erdgeschehen zur äusseren Offenbarung bringen. Diese sind als Denk-Kategorien die einzigen, welche der heutigen Naturwissenschaft als Erkenntnismittel zugrunde liegen. Wenn aber diese einzig und allein eine Erklärung der Welt vermitteln sollen, dann muss alles, was menschliche geistige Individualität ist, was Freiheit und Liebe ist, dem Kosmos entfallen. Man kann auf dem Wege der Saturn-, Sonnen- und Mondentwicklung zum Erlebnis der Weisheit der Welt kommen. Die Erde aber ist der Planet der Liebe. Auf ihr vollzieht sich die kosmische Liebestat im Mysterium von Golgatha.

Darum konnte Rudolf Steiner in der «Geheimwissenschaft» zum Abschluss dieses Buches die Worte niederschreiben:

«Weisheit ist die Vorbedingung der Liebe; Liebe ist das Ergebnis der im ‹Ich› wiedergeborenen Weisheit.»

In welchem Stil muss also die Entwicklung der Menschheit auf unserer Erde beschrieben werden? Es kann, wenn der Stil der Darstellung aus dem Objekt selbst genommen werden soll, nur der «Stil der Liebe» sein.

Möge dieser Stil manchem Leser von Rudolf Steiners «Geheimwissenschaft» zum Erlebnis werden!

Vom grossen Pan

Über Herkunft, Gestalt und Verehrung der Gottheit, die mit dem Namen «Pan» im Altertum bezeichnet wurde, gibt es so viele weit auseinandergehende Berichte, dass der Eindruck entsteht, es handle sich hier um eine geistige Wesenheit, deren Erscheinung sich in hohem Grade modifiziere nach den jeweiligen geistig-seelischen Voraussetzungen des Schauenden, die von individueller oder noch öfter von gruppenseelenartiger Unterschiedlichkeit waren.

So wird Pan – das Wort bedeutet «das All» – mit verschiedenen Namen und Beinamen benannt. Bei den Römern heisst er Inuus, Agrius und Lupercus, bei den Griechen Arcadios, Lampeos, Lykaios, Agreos und Lyterios. Diese Namen deuten auf Landschaften und Berge. Vor allem ist es die Landschaft Arkadien, die in der Überlieferung immer für einen uralt geistigen Erdbezirk gegolten hat. Man sagt von ihr, dass sie schon vor der Entstehung des Mondes gewesen sei. In Ägypten galt Pan als einer der ältesten Götter.

Als seine Eltern werden Zeus und Hybris, Zeus und Kallisto, Merkur und Penelope, aber auch Himmel und Erde bezeichnet.

Seine Gestalt wird in vielen Variationen von Menschen- und Tierähnlichkeit geschildert. Faune, Satyrn und Silene werden als ihm wesensverwandt betrachtet. Sein Erscheinen ruft Schrecken hervor.

Pan stand dem Zeus zur Seite, als dieser gegen die Titanen kämpfte. Er erfand damals das Muschelhorn, vor dessen Ton die Titanen erschraken und sich zur Flucht wandten. Er kämpfte im Heere des Osiris, und die Ägypter benannten nach ihm die Stadt Chemnis (Panopolis). Als die Gallier nach Delphi drangen, war es Pan, der sie in die Flucht schlug.

Herodot berichtet von dem Boten Pheidippides, den die Athener vor der Schlacht bei Marathon nach Sparta gesandt hatten, um von dort Hilfe gegen die Perser zu erbitten, das Folgende: «Und wie dieser Pheidippides selber sagte und es den Athenern versicherte, begegnete ihm am Berge Parthenion bei Tegea (in Arkadien) der Gott Pan. Und Pan habe den Pheidippides beim Namen gerufen und ihm befohlen, den Athenern auszurichten: warum sie denn gar nicht an ihn denken, da er doch den Athenern freund sei, auch schon oftmals ihnen Gutes getan habe und noch künftig tun werde. Das glaubten ihm die Athener auch. Und sie bauten am Fusse der Burg dem Pan einen Tempel und dienen ihm alljährlich mit Opfer und Fakkellauf.»

Alle diese Berichte verhüllen mehr, als sie offenbaren. Und man muss unterscheiden zwischen dem, was erzählt wird, und dem, was die Mysterien behüteten. Denn in den Mysterien war Pan ein Geist, der im ganzen All wirksam ist. Er war ein Weltengeist, der seit dem Urbeginne wirkte. Er offenbarte die Fülle der geistigen Welt und war der Hüter ihrer Schwelle zugleich.

Rudolf Steiner schildert in dem Buche «Wie erlangt man Erkenntnisse der höheren Welten?», in der «Geheimwissenschaft», im dritten Mysteriendrama und in vielen Vorträgen und anderen Schriften die Wesenheit des Schwellenhüters. Er tritt in zweifacher Art auf. Zunächst als der ätherische Doppelgänger des Menschen. Was vom Menschen als unbeherrschtes Affekt- und Seelenleben dem Selbstbewusstsein sich nur allzuleicht verhüllt, von Ahriman kann es zur Gestalt verdichtet werden. Diese Gestalt kann nach oben faunisch-ahrimanische Züge aufweisen, nach unten ein satyrhaftes Begierdenelement. Der Doppelgänger des Menschen – er ist ja immer vorhanden – wird sichtbar, wenn der Mensch aus seinem Leibestempel heraustritt. Dies geschieht bei der okkulten Entwicklung. Furcht und Schrecken erregt das Doppelgängerwesen. Es enthüllt dem Geistesschüler im Bilde die ganze egoistische Natur, die Quelle der Selbsttäuschung. Wie ein ungeheurer Vorwurf steht er vor dem Menschen. Sein Anblick kann ohne rechte Vorbereitung gar nicht ertragen werden. Aber er erweist sich im Anblick auch als der Hüter der Schwelle zur geistigen Welt. Er ist deren «kleiner Hüter».

So offenbart sich der Hüter zunächst als der Doppelgänger, der «dem Geistesschüler die Möglichkeit gibt, sich zu prüfen, ob er gegen Täuschungen geschützt ist, welche durch Hineintragen seiner Wesenheit in die übersinnliche Welt entstehen können». Dann aber schildert die Geisteswissenschaft, wie eine zweite Quelle der Täuschungen sich dadurch eröffnet, dass das in der Geisteswelt Erfahrene unrichtig beurteilt wird und dann der Irrtum zum Bestandteil der erlebten Tatsache wird. Vor dieser Gefahr schützt der Grosse Hüter, indem er das weitere Vordringen in die geistige Welt verwehrt. Aber er wird auch zur auffordernden Kraft des Weiterstrebens. Wer dem Grossen Hüter unvorbereitet begegnen würde, müsste «unermesslichen Schrecken» und «grenzenlose Furcht» erleben, oder, wie es der schweizerische Geschichtsschreiber Johannes Müller einmal in einem anderen Zusammenhange benennt, «jenes wunderbare Entsetzen, welches die Alten für die Einwirkung des Weltgeistes selbst hielten: dann erhebt sich aus den unerforschlichen Tiefen der Seele ein schwarzer Wahn, alles sei hin, die kalte Angst vor dem Geschick, das alle Macht auf Einmal unwiderstehbar in Abgründe stürze ...» Das ist der «panische Schrecken», der Schrecken des Alls, im Scheingewebe des gewöhnlichen Ich erlebt.

Wer aber durch rechte Geistesschulung sich der Schwelle nähert, dem wandelt sich das Bild des «Grossen Hüters» von einer zuerst noch dem individuellen Wesen des Geistesschülers verwandten Gestalt immer mehr in die Christusgestalt. Als die Gestalt des Wesens, welches als Geist im All wirkt. Des Wesens, dessen Offenbarungsform im Innern der Mysterien geheimnisvoll angesprochen worden ist als «der Grosse Pan». Dieses Wesen behütet die Schwelle «seit Erdenbeginn».

Von diesem grossen Pan gibt es noch eine bedeutsame Überlieferung aus dem Altertum. Plutarch, der vom Jahre 46 bis 125 nach Christus lebte, zuerst als Archon in seiner Vaterstadt Chäronea und dann als Priester in Delphi, berichtet in seiner Schrift «Über den Verfall der Orakel» das Folgende:

«Epitherses nämlich, der Vater des Rhetor Aemilianus, erzählte, er habe einst die Reise nach Italien auf einem Schiffe gemacht, welches Handelsgegenstände und viele Reisende an Bord hatte. Abends, als sie bei den Echinadischen Inseln waren, sei der Wind ausgeblieben und das Schiff in die Nähe der Inseln Paxä getrieben worden. Die meisten waren noch wach, viele tranken auch noch nach dem Abendessen; als man plötzlich von dieser Insel eine Stimme vernahm, wie wenn jemand den Thammûz (so hiess der Steuermann, ein Ägypter, den die wenigsten der Passagiere dem Namen nach kannten) rufe; es entstand eine allgemeine Verwunderung; und der Steuermann gab auf zweimaligen Ruf keine Antwort, erst das dritte Mal antwortete er, worauf der Rufende mit angestrengter Stimme ihm erwiderte: ‹Wenn du bei dem Orte Palodes angekommen bist, so melde, dass der grosse Pan gestorben ist.› Darüber waren alle – so erzählte Epitherses – sehr betroffen und überlegten miteinander, ob es wohl ratsam sei, das Gebot zu vollziehen oder sich darum nicht weiter zu kümmern, sondern es gehen zu lassen. Thammûz aber erklärte, er wolle, wenn der Wind ginge, still vorbeifahren; wenn aber an der Stelle eine Windstille eintrete, so wolle er das, was er gehört, ausrufen. Als man nun bei dem Orte Palodes angekommen war und Wind und Meer ganz ruhig waren, so rief Thammûz von dem Hinterteil des Schiffes aus nach dem Lande sehend, so, wie er es gehört hatte: ‹Der grosse Pan ist gestorben.› Kaum hatte er diese Worte ausgesprochen, als man ein gewaltiges, mit Verwunderung gemischtes Seufzen, nicht wie von einem, sondern wie von vielen Menschen vernahm. In Rom wurde der Vorfall, weil viele Menschen auf dem Schiffe waren, bald ruchbar, und der Kaiser Tiberius liess den Thammûz zu sich rufen. Ja, der Kaiser schenkte der Sache in der Art Glauben, dass er hinsichtlich des Pan eine nähere Untersuchung anstellen liess.»

Die christlichen Kirchenlehrer der ersten Jahrhunderte, voran Eusebius von Cäsarea, waren tief durchdrungen von der Überzeugung, dass das von Plutarch geschilderte Ereignis am Abend des Tages geschehen war, an welchem sich das Mysterium von Golgatha vollzog. Das Gotteswesen war durch des Todes Pforte geschritten, um im Ich eines jeden Menschen Wohnung nehmen zu können.

Über das Palladium

Die Wirklichkeit besteht überall im Geistig-Wesenhaften. Und alles Kräftewirken im Kosmos, im Erdbereich und im Menschen ist letztlich ein geistiges Geschehen, das von einem Wesenhaften seinen Ausgang nimmt. Doch offenbart sich dieses Kräftewirken nicht nur im Geistigen selbst, sondern auch im Seelischen, in den Lebensprozessen und in dem, was als physische Stofflichkeit in der Welt erscheint. In dieser sprechen wir von physischen und von chemischen Kräften. Solche lassen sich nach Mass, Zahl und Gewicht in ein System des Berechenbaren bringen. Auf diesem Felde sind die ahrimanischen Kräfte zu Recht wirksam. Diese lassen sich in Gedanken erfassen. Denn sie sind ihrem Wesen nach Intelligenzkräfte. Ihnen gegenüber stehen die unberechenbaren luziferischen Willenswirkungen.

Der Mensch darf sich dieser Kräfte bedienen. Er wird zum Denker, zum Forscher, zum Techniker, zum Künstler. Kein Erdenberuf ist ohne diese Weltenkräfte möglich.

Aber es muss eine Grenze dieser Wirksamkeit geben. Diese Grenze ist durch die moralische Einsicht gegeben. Denn es könnte der Mensch sich unmittelbar der Weltenkräfte bedienen, um Wirkungen zu erzeugen, die unter Umgehung des Bewusstseins seiner Mitmenschen zustandekommen. Er könnte dann physische Substanzen mit Kräften ausrüsten, die weit über das hinausgehen, was die guten göttlich-geistigen Wesen als Harmonie zwischen Berechenbarem und Unberechenbarem gesetzt haben. Er könnte zum Magier werden.

Es ist mehr Magie unter den Menschen vorhanden, als man gemeinhin glaubt. Ob es dunkle oder lichte Magie ist, darüber entscheidet nur die moralische Substanz des Handelnden. Der gegenwärtige Naturforscher lässt das Moralische unberücksichtigt in seiner Forschungsart. Er tut zunächst recht damit. Denn nur dadurch kommt er zu seinen «objektiven» Forschungsergebnissen. Aber liegt nicht auch dort eine Art Magie vor, wo der Lehrer das Kind belehrt, wo der Arzt ein Heilmittel verordnet, wo der Priester im Kultus segnet? Das ist doch alles gut und im sozialen Leben berechtigt.

Die Gefahr tritt dort ein, wo der Handelnde eine unberechtigte Macht über den Mitmenschen gewinnen will. Von diesem Machtempfinden aus kann es zum Machtgelüst gehen und von da aus zu immer verwerflicheren Handlungen. Mit Recht fürchtete man sich in alten Zeiten vor solchem Missbrauch, den man mit dem Wort «Zauberei» bezeichnete.

Und doch ging alle von Menschen geübte Menschenführung ursprünglich von dem Handhaben magischer Kräfte aus. Solange dies im Einklang mit den guten göttlich-geistigen Wesen geschah, kam nur Segensreiches aus diesen Handlungen. Erst der Missbrauch solcher Kräfte, die zu Recht von den Eingeweihten in den Mysterien behütet und geübt wurden, brachte Unheil und Katastrophen.

Man wird die geschichtlichen Ereignisse, die im dritten und vierten nachatlantischen Kulturzeitraum sich vollzogen, nur dann richtig verstehen können, wenn man hinter den von der äusseren Geschichte überlieferten Geschehnissen nicht nur das Wirken geistiger Wesenheiten sieht, sondern auch das Wirken von Menschen, die sich anderer Kräfte bedienen als die dem normalen Bewusstsein ihrer Zeit angemessenen. Stand doch hinter allem äusseren Geschehen immer noch die geheime Mysterienweisheit.

Eine Überlieferung solcher Art knüpft sich an das, was man das «Palladium» nannte. Es ist deshalb nur allzu verständlich, dass die äusseren Berichte über dieses magisch wirkende Objekt weit auseinandergehen. Man verstand unter dem Palladium ein Gebilde aus Holz, das eine kriegerisch gerüstete Frau darstellte. Unterschiedliches wird über die Grösse und Gestalt berichtet. Einmal wird gesagt, es sei etwa eine Elle hoch gewesen, ein anderes Mal, es habe Menschengrösse gehabt. Ein griechisches Vasenbild stellt das Palladium als aufrecht stehende Gestalt dar, ein anderes als sitzende Figur. Viele Städte des Altertums rühmten sich, ein Palladium zu haben. Den grössten Ruhm erlangte «das» Palladium, das auf dem Berg Ida aus Himmelshöhen herabgefallen und in den Besitz

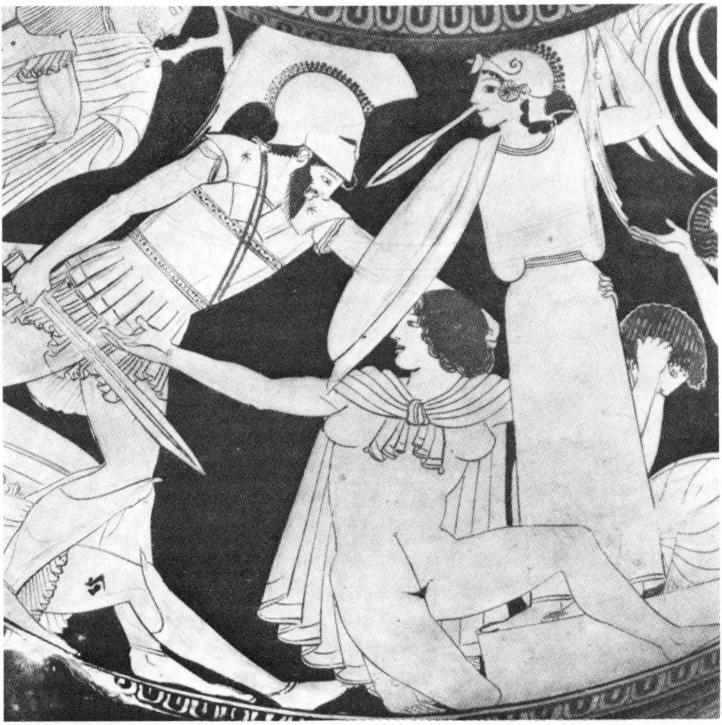

Abb. 1: Aiax und Kassandra

Der lokrische Aiax dringt mordend auf die Seherin Kassandra ein, die schutzflehend das Standbild der Göttin Pallas Athene umfasst. Das Standbild ist *nicht* das Palladium, das von Odysseus und Diomedes geraubt wurde. Aus dem Schulterfries der Hydria des Kleophradesmalers 480/475 v. Chr., Neapel.

der Stadt Troja, des letzten Ortes uralt-asiatischer Weisheit, gekommen war.

Ein Geheimnis magischer Art war mit diesem Palladium verbunden. Es rüstete seinen Besitzer mit grosser Erdenmacht aus. Solange der Besitz währte, war der Erdenort von Feinden ungefährdet. Es musste also dieses Idol mit dem Ablauf des Zeitalters der Empfindungsseele an die Träger der neuen Verstandes- oder Gemütsseelenkräfte, an die Griechen und Römer übergehen. Wieder gibt es die mannigfaltigsten Berichte über diesen Übergang. Nach einen soll es nach dem Tode des Paris von dessen Bruder Helenos durch Verrat den Griechen ausgeliefert worden sein, nach anderen haben Odysseus und Diomedes, verkleidet, das Götterbild aus der Stadt Troja geraubt, wieder andere berichten, Äneas habe aus der brennenden Stadt das Idol mitgenommen. Ebenso voneinander abweichend sind die Berichte über die Art, wie der geheimnisvolle Gegenstand schliesslich nach Rom gekommen sei.

Dort aber wurde das Palladium im Vesta-Tempel verwahrt. Es wurde die geheime Schutzgottheit von Rom. Als mit der Vertreibung des letzten der römischen Könige, Tarquinius Superbus, die Trennung der priesterlichen und der königlichen Macht herbeigeführt wurde – die äussere Machtgewalt wurde zur «res publica», während die Priestermacht als «res occulta» geheim blieb –, war das Palladium so sehr beim Priestertum verblieben, dass nicht einmal der Oberpriester, der Pontifex maximus, den wahren Aufenthaltsort dieses Idols in den Grundmauern des Vesta-Tempels genau kannte. Nur die oberste der Vestalinnen wusste davon. Denn der innerste Tempelraum durfte nicht einmal vom Oberpriester betreten werden. Doch wurde auch von Rom gesagt, dass mehrere Nachbilder des Palladiums gemacht worden seien. Beim Brand des Vesta-Tempels im Jahre 241 vor Christus soll der Pontifex maximus L. Caecilius Metellus das Palladium unter Lebensgefahr aus den Flammen gerettet haben. Von fast allen römischen Geschichtsschreibern bis in die Kaiserzeit wird des Palladiums Erwähnung getan.

Aber die römischen Mysterienstätten eilten einem raschen Verfall entgegen. Schon Cäsar war ohne rechtmässige Einwei-

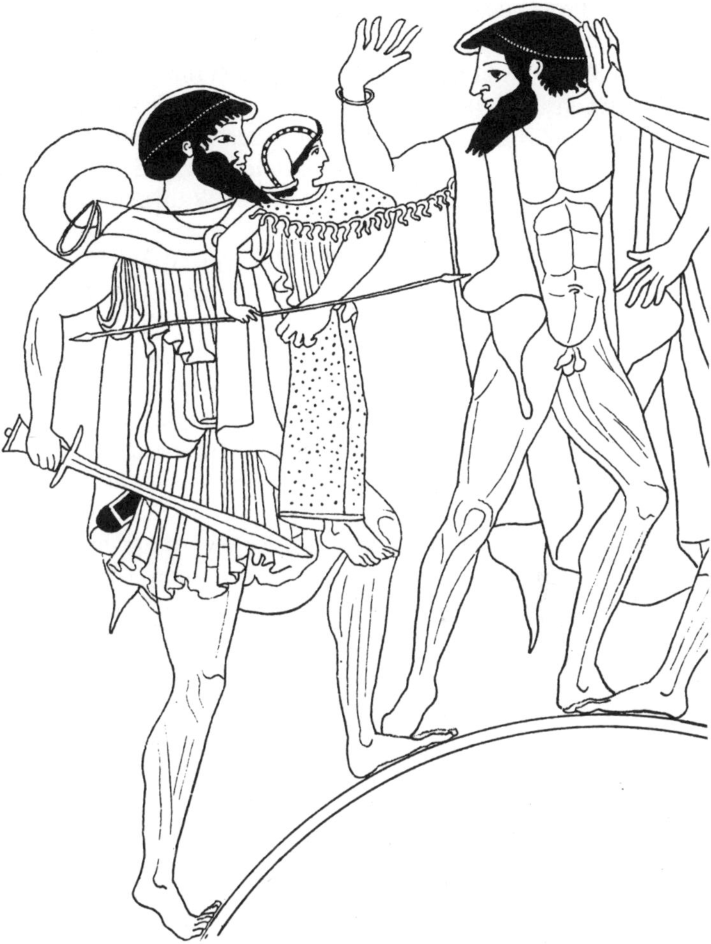

Abb. 2: Diomedes mit dem Palladium
Diomedes, das geraubte Palladium in seiner Linken, vertreibt mit dem Schwert Demokoon, den Sohn des Priamos. Von der Schale des Makron, Leningrad.

hung zum Pontifex maximus gewählt worden. Doch kannte er immerhin noch die vielen Mysterienstätten der von Rom unterworfenen Völker. Octavianus liess sich öffentlich «Augustus» nennen. Das war der Mysterienname, welcher der Buddhawürde entsprach. Die nachfolgenden Kaiser erzwangen mehr oder weniger die Einweihung. Die Folgen der unvorbereiteten Entgegennahme übersinnlicher Wahrheiten zeigte sich im Cäsarenwahnsinn.

Am schwierigsten gestaltete sich das Verhältnis der römischen Machthaber zu dem sich ausbreitenden Christentum. Man war unsicher geworden über dessen Ursprung und Wesenheit. Denn eine reale Wirkung ging von den Christus-Anhängern aus. So berichtet das Chronicon Paschale: «Als einst unter der Regierung des Licinius in einem Lustspiele im Theater zu Heliopolis in Phönizien der Mime Gelasinus, mit weissen Kleidern angetan, in eine grosse Butte voll lauwarmen Wassers geworfen wurde, zur Belustigung der Zuschauer und zur Verhöhnung der christlichen Taufe, erklärte er nach dem Empfang dieser Taufe vor allem Volke, dass er von nun an nicht mehr auf der Bühne auftrete: denn ich bin, sagte er, ein Christ geworden und werde, nachdem ich im Taufbade die furchtbare Macht Gottes geschaut habe, auch als Christ sterben. Worauf ihn der rasende Pöbel sofort auf der Bühne steinigte.»

Konnte man sich unter solchen Verhältnissen noch an die Macht der alten magischen Kräfte halten? Konnte die äussere politische Macht dadurch noch befestigt werden? Konnte ein Palladium noch eine wirkende Schutzgottheit sein? Hatte die Einweihung des Kaisers noch eine volle Gültigkeit?

Konstantin, der im Jahre 312 seinen vorletzten Gegner Maxentius vor den Toren Roms besiegt hatte und damit den Weg zum Alleinherrscher im römischen Reich freibekommen hatte, sah sich vor drei schwer zu vereinbarende Aufgaben gestellt. Er musste dem Christentum, dessen Anhängern er seinen Sieg verdankte und dessen Zeichen ihm vor der Entscheidungsschlacht erschienen war, die unbehinderte Entfaltung gewährleisten. Auf der anderen Seite musste er das von den alten Mysterien Übriggebliebene irgendwie zu bewahren

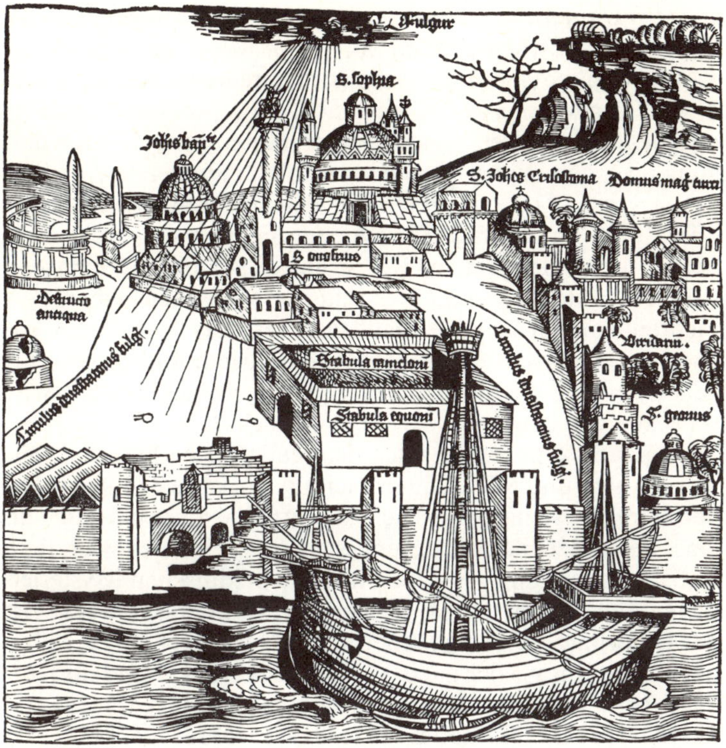

Abb. 3: Stadtbild von Konstantinopel

Dieser Holzschnitt stammt aus der Zeit *nach* der Eroberung Konstantinopels durch die Türken (im Jahr 1453). Neben der Sophienkirche ist schon das Minarett zu sehen. Daneben die Säule des Konstantin, in deren Sockel das Palladium verborgen sein soll. Aus Hartmann Schedels Weltchronik 1493.

suchen. Dem stellte sich als drittes alles das entgegen, was an schlimmen Machenschaften durch den Missbrauch geheimer Kräfte möglich geworden war. Er musste «das in Rom uralte Verbot der Magie» mit allen Machtmitteln aufrechterhalten und dessen Übertretung mit den strengsten Strafen – Kreuzigung oder den wilden Tieren vorwerfen – ahnden. «Wer aber durch sympathetische Heilmittel dem menschlichen Körper oder durch unschuldige Sprüche den Feldern und Äckern zu helfen suche, damit nicht Regen und Hagel die Trauben zerstören und die Gaben Gottes und der Menschen Arbeit vernichten, solle in keinerlei Anklagen verwickelt werden.» Wo aber war die Grenze zwischen unschuldigem und strafwürdigem Handeln? Wo die Grenze zwischen geistiger Einsicht, wirrem Aberglauben und böswilliger Absicht?

Es gab für Konstantin nach dem endgültigen Sieg über seinen Rivalen und Mitregenten Licinius im Jahre 324 kein Hindernis mehr, seine politischen Machtpläne zu verwirklichen. Das Toleranzedikt wurde erlassen. Den Christen war freie Religionsausübung gestattet. Aber die heidnischen Mysterien waren nicht vergessen. Ja, Konstantin wollte sogar an den Ort der Ursprungskräfte römischer Macht zurückgehen. Er wollte das Palladium wieder nach Troja zurückbringen und dort ein Neu-Rom gründen. Sagten doch genug Weissagungen und Sibyllensprüche ein nahes Ende Roms voraus. Schon waren die Tore der neuen Stadt gebaut, da erhielt Konstantin im Traum den Befehl, einen anderen Ort zu wählen, Byzanz.

Dort fand am 4. November 326 die Grundsteinlegung für die westliche Ringmauer statt.

Doch dauerte es noch fast vier Jahre bis zur förmlichen Einweihung und Namengebung der neuen Stadt. Denn unter gewaltigen Mühen musste aus Rom die fast 30 Meter hohe monolithische Porphyrsäule, die einst vom ägyptischen Theben nach Rom geschafft worden war, nach Konstantinopel gebracht werden. Und mit ihr kam «das heimlich aus Rom weggenommene Palladium mit vielen anderen Schicksalspfändern des Reiches», die nun alle im Sockelgrund dieser Säule beigesetzt wurden.

Es ist viel Magie in solchen Unternehmungen. Der Mensch

will gewissermassen die geistige Welt zwingen, dass sie seinen Erdenabsichten sich füge. Machtbestrebungen und falsch verstandene Geist-Erfahrungen geben den Impuls für diese Absichten. Diese sind immer mit geheimer Furcht gepaart. Denn wo Macht entfaltet wird, müssen Gegenmächte sich geltend machen. Und so ist Angst in der Welt. Bei den Machthabern nicht weniger als bei den Unterworfenen.

Mag nach einer alten Überlieferung das Palladium einmal in eine Stadt des Ostens hinübergebracht werden oder mag es schon dort sein, mag es auch weiterhin verbunden sein mit missverstandenen, «christlichen» Attributen (die Nägel vom Kreuze Christi sollen das Haupt der Statue Konstantins auf der Porphyrsäule als Krone geziert haben), die Macht wird immer mit den Gegenmächten verbunden sein. Alle unrechte Magie steht im Dienste dieser Gegenmächte. Von ihnen geht die Furcht in die Welt hinaus.

Aber der Christus-Geist, der zum Heile der Menschheit durch das Mysterium von Golgatha geschritten, hat das Trosteswort gesprochen: «In der Welt habt ihr Angst, aber seid getrost, ich habe die Welt überwunden.»

Archimedes

Von grossen Individualitäten kann erst dann im eigentlichen Sinne gesprochen werden, wenn das Ich sich aus allen Gruppenzusammenhängen so befreit hat, dass es sich als selbständige Wesenheit erleben kann. In diesem Sinne waren die ersten Individualitäten die grossen Menschheitsführer, die als Menschen Götterschüler waren und am Ausgangspunkt der grossen nachatlantischen Kulturimpulse standen. Mit den Namen eines Manu, Zarathustra, Hermes, Gilgamesch, Eabani, Moses verbinden wir den Begriff der grossen Individualität, die in jeder Inkarnation an der Menschheitsentwicklung wirkt.

Mit dem Beginn der vierten nachatlantischen Kulturepoche treten grosse Individualitäten mit ausgeprägtem Persönlichkeitscharakter in der Geschichte auf. Es ist dies die Zeit des griechischen Altertums, die Epoche des erwachenden Gedankenlebens, der Beginn des philosophischen Zeitalters. Vorher hatten die Menschenseelen – abgesehen von ihren grossen Führern – sich noch als Glieder des Weltganzen empfunden und im Sinnbild die Welterscheinungen erlebt. Jetzt wird die Welt in Gedankenform erlebt. Dadurch gewinnt die Menschenseele eine grössere Selbständigkeit gegenüber der Welt. Die grossen Individualitäten sind die Führer auf den Wegen dieses Gedankenerlebens.

Solche Führergestalten gibt es auch auf dem Felde des mathematischen Denkens. Was die Ägypter an mathematischer Weisheit im Zusammenhang mit ihren Mysterien entwickeln konnten, bedurfte nicht des Gedankenelements. Dieses beginnt erst mit dem griechischen Zeitalter. Doch werden die ersten mathematischen Denkaufgaben noch von den Göttern gestellt. Die drei grossen mathematischen Probleme des Altertums kann man in diesem Sinne als Götteraufgaben sich denken. Diese drei Probleme sind:

die Verdoppelung des Würfels
die Quadratur des Kreises
die Dreiteilung des Winkels.

Die Insel Delos war von einer Pest heimgesucht worden. Die Delier wandten sich an das Orakel nach Delphi mit der Frage, wie die zürnende Gottheit versöhnt werden könne. Sie erhielten zur Antwort, sie sollten den Altar des Apollotempels verdoppeln. Der Altar war würfelförmig. Die Würfelform sollte beibehalten werden. Alle grossen Mathematiker des Altertums beschäftigten sich mit diesem Problem der Würfelverdoppelung, das mit Zirkel und Lineal doch nicht gelöst werden kann. Rechnerisch kann ein Näherungswert gefunden werden, wenn man folgendermassen vorgeht:

Es sei die Kantenlänge des würfelförmigen Altars = 1 Meter. Der Rauminhalt dieses Würfels ist dann = 1 Kubikmeter. Der verdoppelte Würfel muss also einen Rauminhalt von 2 Kubikmeter haben. Wie gross ist seine Kantenlänge? Sie muss wesentlich kleiner sein als 2 Meter. Denn das ergäbe einen Rauminhalt von 2 mal 2 mal 2 = 8 Kubikmeter. Versuchen wir es mit einer Kantenlänge von 1,5 m. Das Ergebnis ist ein Rauminhalt von 3,375 cbm. Immer noch viel zu gross. Eine Kantenlänge von 1,2 m ergibt einen Kubikinhalt von 1,728 cbm. Dieser Würfel ist zu klein. Die Kantenlänge von 1,3 m ist wieder zu gross, denn sie ergibt einen Würfel von 2,197 cbm Inhalt. Also muss die Kantenlänge zwischen 1,2 und 1,3 m liegen. Wir nehmen 1,25 m. Das Ergebnis ist ein Würfel von 1,953125 cbm Inhalt. Also zuwenig. Eine Kantenlänge von 1,26 ergibt einen Würfel von 2,000376 cbm. Damit kommen wir dem rechten Mass schon näher, denn dieser Würfel ist nur um ein Weniges zu gross. Die Weiterführung der Näherungsrechnung ergibt schliesslich bei einer Kantenlänge von 1,25992 m einen Würfel, dessen Rauminhalt nur um 5 Kubikzentimeter, also 2,5 Millionstel zu klein ist. Und so könnte die Näherungsrechnung immer weiter geführt werden.

Aber diese Art der Rechnung lag nicht in der Absicht der Götteraufgabe. Denn die Verdoppelung sollte ja mit Hilfe von Zirkel und Lineal geschehen. Diese Aufgabe ist unlösbar mit diesen beiden Mitteln, wie es auch die beiden anderen Aufgaben der Kreisquadratur und der Winkeldreiteilung sind.

Die Quadratur des Kreises, d.h. die Umwandlung der Kreisfläche in ein flächengleiches Quadrat, führt immer wieder auf das Verhältnis von Umfang zum Durchmesser des Kreises, das durch die Zahl $\pi = 3{,}14159\ldots$ bestimmt ist. Man könnte eine Geschichte des Gedankenlebens schreiben an Hand der Denkbemühungen, die geleistet worden sind, um die Verhältniszahl zu erfassen. Endgültig gelöst wurde diese Aufgabe durch Leibniz, der im Jahre 1673 als Formel für die Berechnung von π fand:

$$\pi = 4\,(1 - 1/3 + 1/5 - 1/7 + 1/9 - 1/11 + 1/13 - 1/15 + 1/17 - 1/19 + \ldots)$$

Mit Hilfe der modernen Rechenmaschinen ist π bis auf 2000 Dezimalstellen auf Grund dieser Formel errechnet worden.

Doch mit Zirkel und Lineal lässt sich die Kreisquadratur nicht durchführen. Und dasselbe gilt für die Dreiteilung des Winkels.

Darin liegt aber das Geheimnis dieser drei mathematischen Probleme, dass sie in konkreter Art eine Aufforderung zur Denkbetätigung enthalten. Und wenn heute auch bewiesen ist, dass die Lösung dieser Aufgaben mit Zirkel und Lineal letztlich nicht möglich ist, so bleibt es doch noch offen, ob nicht eine neue Konstruktion gefunden wird, die einen noch grösseren Näherungswert ermöglicht als alle bisher gefundenen Näherungskonstruktionen, deren Zahl gross ist.

Nach Thales, Pythagoras, Plato und Euklid, deren Namen mit der Geschichte des mathematischen Denkens untrennbar verbunden sind, ersteht in Archimedes eine Persönlichkeit, deren Denkart auf dem Felde der Mathematik, Physik und Astronomie in ganz neuer Art den Einklang sucht zwischen den reinen Denkergebnissen und den Naturgesetzlichkeiten. Man würde aber Archimedes missverstehen, wenn man glaubte, dass seine Denkart dieselbe sei wie diejenige, die mit dem 15. nachchristlichen Jahrhundert heraufkommt und zur Begründung der modernen Naturwissenschaft führt. Diese

Denkart sucht ihre Bestätigung in ihrer technischen Nutzanwendung. Für Archimedes waren mechanische Erfindungen nur «geometrische Spielereien». Sie waren ihm gleichgültig. Er schrieb nicht darüber. Er musste jede technische Zweckkonstruktion letztlich doch als eine Abirrung von dem Gedankenweg ansehen, den die Götter dem Menschen erschlossen hatten. Für ihn war Naturgesetzmässigkeit eine Offenbarungsform desselben Götterwirkens, das vom Menschen im Auftreten des Gedankens in der Seele in Reinheit erlebt werden konnte. Für die sinnenfällige Darstellung solcher Gedanken durfte es die Zeichnung oder das stereometrische Modell geben. Und Archimedes gebrauchte viel die Zeichnung. Es wird von ihm erzählt, dass er geometrische Figuren in den Staub auf einer Steinplatte, in den Sand der Palästra, in die Asche des Herdfeuers, ja sogar in das Öl, mit dem er seinen Körper salbte, eingezeichnet habe.

Vom Lebenslauf des Archimedes ist nicht allzuviel bekannt. Er wurde als Sohn des Astronomen Phidias im Jahre 287 vor Christus in Syrakus geboren. Diese griechische Stadt auf der Insel Sizilien erlebte unter der vierundfünfzigjährigen Herrschaft des Hieron die zweite und letzte Blütezeit ihrer wechselvollen Geschichte. Archimedes war mit Hieron verwandt. Er lebte an dessen Hofe, jedoch ohne ein öffentliches Amt zu bekleiden. In seiner Jugend wurde er von dem Mathematiker Konon aus Samos (demselben, der das Haar der Königin Berenike in die Sternbilder einreihte) unterrichtet, dann war er Schüler des Euklid in Alexandrien. Nach Rückkehr in seine Vaterstadt hat er diese nicht mehr verlassen.

Von den vielen mathematischen Abhandlungen, die Archimedes schrieb, sind nur vierzehn bis auf unsere Zeit gekommen. Es sind Schriften rein mathematischen Inhalts, wie diejenigen über das Gleichgewicht der Ebenen und ihre Schwerpunkte, über das Volumenverhältnis von Zylinder, Kugel und Kegel, das er bei diesen drei Körpern – bei gleichem Grundkreis und gleicher Höhe – als 3:2:1 bestimmte, über die Spirallinien, über die Verhältnisse der Flächen und Körper, über die Quadratur der Parabel und über Rotationskörper. Die von ihm gefundene Grösse von π als zwischen den beiden Werten

$22/7$ und $223/71$ liegend, ist schon von bedeutender Genauigkeit als Näherungswert. Besonders eindrucksvoll ist seine Methode, beliebig grosse Zahlen durch ein von ihm erfundenes Positionssystem zum Ausdruck zu bringen. Dieses System wird illustriert durch seine berühmte Sandrechnung. Darin demonstriert er dem König Hieron, dass jede beliebige Sandmenge, nicht nur diejenige des Strandes von Syrakus oder etwa der ganzen Insel Sizilien, auch nicht nur eine Menge von Sandkörnern, die die ganze Erdkugel ausfüllen würde, sondern überhaupt jede Menge von Sandkörnern, die das Weltall bis zu der Grenze der Planeten- oder gar Fixsternsphäre ausfüllen würde, in Zahlen ausdrückbar ist.

Von ähnlicher Art ist auch die «Rinderaufgabe», die Lessing im Jahre 1773 aus einem griechischen Manuskript der herzoglichen Bibliothek in Wolfenbüttel veröffentlichte. Lessing gibt den Inhalt dieser Aufgabe, die im Original in griechischen Distichen abgefasst ist, dem Inhalte nach in freier Art folgendermassen wieder:

Die heiligen Rinderherden des Sonnengottes auf der Insel Trinakia «waren nach ihren Farben viere: eine weisse, eine schwarze, eine fahle und eine scheckichte, Ochsen und Kühe untereinander. Die Ochsen standen unter sich in diesem Verhältnisse, dass die Anzahl der weissen gleich war der Hälfte und einem Dritteil der schwarzen nebst allen fahlen zusammen; die schwarzen gleich einem Vierteil und einem Fünfteil der scheckichten nebst allen fahlen zusammen und die scheckichten gleich einem Sechsteil und einem Siebenteil der weissen nebst allen fahlen zusammen. Die Anzahl der Kühe hingegen verhielt sich so, dass die weissen gleich waren einem Dritteil und einem Vierteil der ganzen schwarzen Herde (Kühe und Ochsen zusammen); die schwarzen gleich einem Vierteil und einem Fünfteil der ganzen scheckichten Herde; die scheckichten gleich einem Fünfteil und einem Sechsteil der ganzen fahlen Herde, und die fahlen gleich einem Sechsteil und einem Siebenteil der ganzen weissen Herde. Hierzu kam noch, dass die weissen Ochsen mit den schwarzen Ochsen zusammen ein Viereck machen konnten, das ist, dass die Summe beider eine Quadratzahl war, sowie die scheckichten Ochsen mit den fah-

ARCHIMEDES PHILOSOPHE
Grec. Chap. 23.

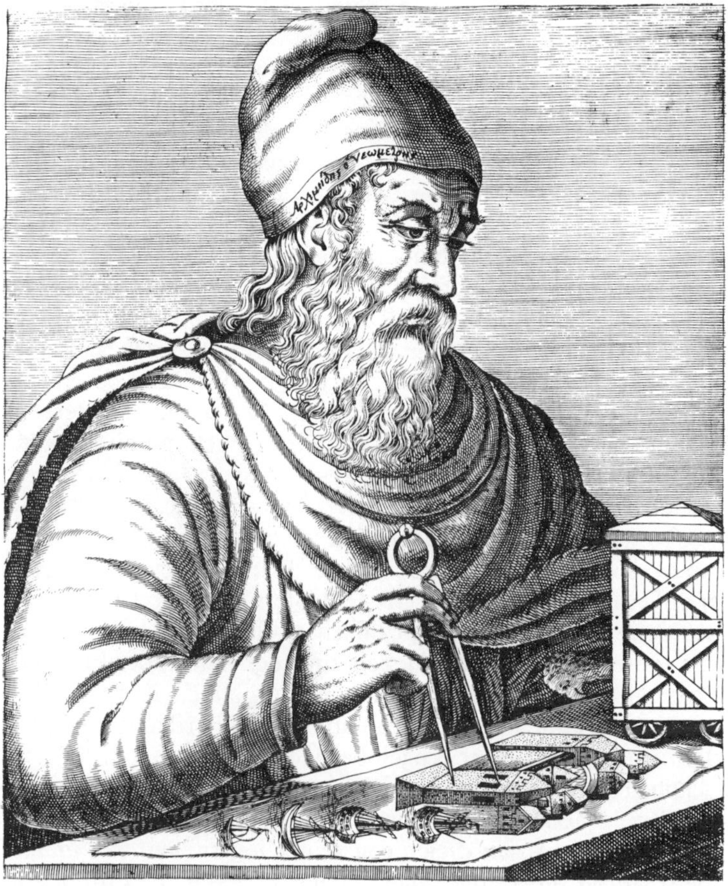

Abb. 4: Archimedes (285–212 v. Chr.)
Die Gestalt des Archimedes erscheint im Figurenschmuck mittelalterlicher Kathedralen oft als Vertreter unter den sieben freien Künsten. Der abgebildete Kupferstich, angeblich nach einem in Sizilien gefundenen Bronzekopf gezeichnet, stammt aus dem 18. Jahrhundert.

len Ochsen zusammen ein Dreieck bilden konnten und ihre Summe sonach eine Trigonalzahl sein musste. Und nun fragt sich: Wieviel waren also der Ochsen, von jeder Farbe insbesondere? Und wieviel waren der Kühe, von jeder Farbe insbesondere?»

Diese Aufgabe, die hier stehen soll, um zu zeigen, in welchem Umfang das Denken des Archimedes sich in Zahlen bewegen konnte, hat auch eine aus dem Altertum überlieferte Lösung, wenigstens was die Berechnung ohne die beiden zuletzt gestellten Forderungen der Quadrat- und Trigonalzahl betrifft. Dann ist die Zahl aller Rinder zusammen 1 405 827 560. Lessing bemerkt dazu:

«Wahrlich, eine ziemliche Herde für Sizilien. Zwar die Sonne, der sie gehörte, wird Rat gewusst haben. – Ich wundere mich weniger über ihre Menge als darüber, dass der Scholiast, oder wer es sonst gewesen ist, bei den wenigen und beschwerlichen Hilfsmitteln, welche die Alten zu dergleichen Berechnungen hatten, die verlangten Zahlen wirklich hat finden können.»

Neben den rein mathematischen Arbeiten des Archimedes stehen seine Untersuchungen über die Bestimmung der Jahreslänge, des Sehwinkels der Sonne, der Planetenbewegungen, die er auf einem Kugelmodell darstellte, ferner die Bestimmungen des Schwerpunktes, des spezifischen Gewichtes, die Gesetze der schiefen Ebene, des Hebels und der Schraube. In seiner Darstellung des Auftriebs von schwimmenden Körpern geht Archimedes nie von einer ebenen Wasseroberfläche aus, sondern immer von einer Kugeloberfläche.

Die grösste Anerkennung von seiten der Mit- und Nachwelt hat Archimedes durch seine technischen Konstruktionen erfahren, also durch diejenigen seiner Leistungen, die er viel mehr durch die Forderungen seiner Umwelt als durch sein eigenes Streben geschaffen hat. Hierher gehören neben den hydraulischen Maschinen und dem Flaschenzug die vielen Kriegsmaschinen, die der Dreiundsiebzigjährige zur Verteidigung seiner Vaterstadt zu bauen hatte. Denn Syrakus war nach dem Tode des Königs Hieron in den Krieg verwickelt worden, der schon so lange zwischen Römern und Karthagern wütete.

Der römische Feldherr Marcellus belagerte Syrakus. Zwei Jahre lang konnte die Stadt Widerstand leisten durch die mannigfachen Erfindungen des Archimedes, die den Angreifern oft heillosen Schrecken einjagten. Dann fiel Syrakus. Marcellus hatte befohlen, das Leben des Archimedes zu schonen. Aber die Überlieferung erzählt, dass Archimedes bei der Einnahme der Stadt, in ein mathematisches Problem vertieft, nichts von dem Kriegsgetümmel merkte und von einem römischen Soldaten, den er von seinen in den Sand gezeichneten Kreisen verwies, erschlagen wurde. Sein Wort «noli turbare circulos meos» («störe meine Kreise nicht») mag aber im übertragenen Sinne auch aufgefasst werden als der Ruf des Denkers, der den Kreis seiner Denkergebnisse nicht gestört wissen will durch die Forderung derer, die diese Ergebnisse nur zu ihrer Machtbefriedigung verwenden wollen. Und so ist er im Dienste der Gottheit gestorben, die ihn ein langes Leben hindurch mit grossen und reinen Gedanken begnadet hatte.

Eratosthenes

Zu den grossen Individualitäten auf dem Gebiete der Mathematik und Astronomie darf Eratosthenes aus Kyrene gezählt werden. In der Geschichte der Wissenschaften gilt er als der Begründer der exakten Geographie. Als Dichter und Grammatiker stand er bei seinen Zeitgenossen in hohem Ansehen. Auf mathematischem Felde hat er einen bedeutenden Beitrag geleistet zur Lösung des Problems der Würfelverdoppelung. Er fand eine Methode zur Bestimmung der Reihe der Primzahlen. Auf dem Gebiete der Astronomie gelang ihm eine sehr genaue rechnerische Bestimmung der Schiefe der Ekliptik. Den grössten Ruhm bei der Nachwelt hat er durch seine Erdmessung gewonnen.

Man würde aber Eratosthenes missverstehen, wenn man glaubte, seine Erkenntnis- und Forschungsergebnisse seien aus derselben Seelenverfassung entsprungen, die dem naturwissenschaftlichen Streben zugrunde liegt, das mit dem 15. nachchristlichen Jahrhundert in der abendländischen Menschheit heraufzieht. Gewiss ist, dass der Grieche erstmalig danach trachtete, die Weltzusammenhänge in Gedankenform zu erfassen. Aber sein Verhältnis zum Gedanken ist ein grundsätzlich anderes als dasjenige des neuzeitlichen Naturforschers. Der letztere wird immer den Gedanken als das Ergebnis der eigenen Denkbemühung, also als etwas Selbstgeschaffenes empfinden. Der Grieche – man lese die fundamentalen Leitlinien Rudolf Steiners zu seinem Werke «Die Rätsel der Philosophie» – empfand den Gedanken so, wie der gegenwärtige Wissenschafter die Wahrnehmungen empfindet, nämlich als von aussen gegeben. Und doch bedeutet das erwachende Gedankenleben im alten Griechentum auch eine Verselbständigung der Menschenseele gegenüber dem Weltganzen.

So war für den griechischen Erkenner das Erkenntnisergebnis nicht etwas, was für sich selbst seine Bedeutung hatte, sondern es war die Bestätigung des Bandes, das die Menschenseele auch dann noch mit dem Kosmos zu verknüpfen vermag, wenn die alte Verbindung – durch das Erleben des Göttlichen im Sinnbild und Symbol – abgerissen war. Jetzt sucht die Seele im Gedankenleben – und die Gedanken werden als von den Göttern gereicht empfunden – die Brücke zur Welt. Wer die Welterscheinungen in Gedankenform aussprechen kann, dient der Gottheit. Gerade darauf kommt es an, dass Erlebnisinhalte der Seele, die in Bildform auf die Weltwirklichkeiten hinweisen, jetzt als Gedanken ausgesprochen werden. Wie Thales und Pythagoras, Platon und Archimedes gehört Eratosthenes zu den grossen Individualitäten der griechischen Kulturepoche, welche die Führer auf dem Felde des erwachenden Gedankenlebens sind.

Eratosthenes ist im Jahre 275 vor Christus in Kyrene in Nordafrika geboren. Er ist ein Zeitgenosse des Archimedes von Syrakus. Er war in Alexandria Schüler des Lysanias und des Kallimachos. Der letztere war der Vorsteher der berühmten alexandrinischen Bibliothek und galt als das Haupt der Schule zu Alexandria. Eratosthenes ging später nach Athen zu den Philosophen Arkesilaos und Ariston von Chios. Er blieb in Athen bis in sein fünfunddreissigstes Lebensjahr. Dann rief ihn der Herrscher von Ägypten, Ptolemaios III. Euergetes, nach Alexandria zurück und bestimmte ihn zum Nachfolger des verstorbenen Kallimachos. So wurde Eratosthenes der Vorsteher der alexandrinischen Bibliothek. In dieser Stellung blieb er bis zu seinem Tode. Es wird erzählt, Eratosthenes sei im Alter von 80 Jahren erblindet und dann freiwillig aus dem Leben geschieden.

Die grosse Zahl der dichterischen und wissenschaftlichen Werke des Eratosthenes ist nur in Fragmenten auf die Nachwelt gekommen.

An der Erdmessung des Eratosthenes wird ersichtlich, wie ein Erlebnisinhalt der Seele, der in Bildform auf eine Weltwirklichkeit hinwies, nun in Gedankenform auftritt. Die Mysterien waren die Pflegestätten dieses schauenden Bilderbewusstseins. Den Lenkern der Mysterienstätten und ihren eingeweihten Schülern waren die Weltzusammenhänge vertraut. Diese

Zusammenhänge wurden mit denjenigen Kräften der Seele erlebt, die noch nicht den Weltinhalt in Gedankenform aufnehmen konnten. Für den Eingeweihten war die Kugelgestalt der Erde eine Gewissheit. Eine Gewissheit, die nicht in Gedankenform ausgesprochen werden musste. Aber nicht nur die Kugelgestalt der Erde war bekannt. Auch die Grösse der Erdkugel wurde unmittelbar aus den Weltzusammenhängen erlebt. Das Mysterienwort «der Mensch ist das Mass aller Dinge» gilt für diese Zusammenhänge. Man erlebte den Menschen in seiner rhythmischen Organisation. Diese Organisation offenbart sich innerhalb des Lebens zwischen Geburt und Tod so, dass sie unabhängig von den Zuständen des Wachens und Schlafens unermüdlich wirkt. Das Haupt ermüdet, die Gliedmassen ermüden, Atem und Puls kennen die Ermüdung nicht. Gelänge es, die Gliedmassen ganz aus den Kräften der rhythmischen Organisation zu bewegen, dann müsste der Mensch unermüdlich gehen können. Er würde gehen mit einer Geschwindigkeit, die den rhythmischen Vorgängen seines Leibes ganz angemessen wäre. Es wäre ein müheloser Wanderschritt, nicht zu rasch, nicht zu langsam. Und da der Mensch in seinen rhythmischen Prozessen mit den Rhythmen des Kosmos im Einklang steht – wie das platonische Jahr so viele Erdenjahre zählt als der Mensch an täglichen Atemzügen vollbringt –, so würde ein so mühelos wandernder Mensch genau in Jahresfrist den Erdball umschreiten. So kann aus der menschlichen Organisation selbst die Grösse der Erde erfahren werden. Diese Erfahrung ergibt das griechische Grundmass, das Stadion.

Das olympische Stadion ist der 60. Teil vom 60. Teil vom 60. Teil des Erdumfanges.

Das mythische Bild, das von diesen Verhältnissen spricht, erzählt von Herakles, dem Stifter der olympischen Spiele. Er durchlief eine Bahn und setzte die Länge dieser Bahn als das olympische Stadion fest. Es war ein Mass der Erde und des Menschen zugleich. Mit der Stiftung der olympischen Spiele beginnt das Zeitalter des erwachenden Gedankenlebens. Vor diesem liegt das Wirken der Heroen und der Götter.

Als Eratosthenes seine Erdmessung unternahm, nahm er

den Ausgangspunkt gleichfalls von dem Verhältnis der Erde zur Sonne. Aber er nahm dieses Verhältnis nicht als ein dynamisches, sondern als ein statisches. Er betrachtete die Wirkung der Sonne auf zwei verschiedene Erdenorte zum gleichen Zeitpunkt. Er wusste, dass zur Zeit der Sommersonnenhöhe zur Mittagszeit die Sonne in der Stadt Syene in Oberägypten im Zenit steht. Zu dieser Zeit wirft ein senkrecht stehender Stab keinen Schatten in Syene. Aber zu derselben Zeit steht die Sonne für die weiter nördlich liegende Stadt Alexandria nicht im Zenit. Dort wirft ein Stab einen Schatten unter einem bestimmten Winkel zur Zeit der Mittagshöhe der Sonne. Dieser Winkel ist derselbe wie derjenige, der seine Spitze im Erdmittelpunkt hat und von dort aus nach den beiden Städten Syene und Alexandria geht. Wird die Grösse dieses Winkels rechnerisch als ein Teil von 360 Grad (also eines Vollkreises) bestimmt, so ist der räumliche Abstand der Städte Syene und Alexandria derselbe Teil des ganzen Erdumfanges. Und dieser Umfang kann danach berechnet werden. Derselbe Winkel, der sich in Alexandria als Schattenwinkel messen lässt, kann dort auch gefunden werden als der Winkel, den die Zenitdistanz der Sonne zur Mittagszeit in der Sommersonnenhöhe bildet.

Es ist viel darüber gestritten worden, ob die Berechnung des Eratosthenes eine genaue war oder nicht. Die Messung des Abstandes der Städte Syene und Alexandria durch Abschreiten mag «ungenau» gewesen sein. Auch ist nie ganz klar geworden, welches Mass Eratosthenes seinen Berechnungen zugrunde gelegt hat. Zu seiner Zeit gab es ganz verschiedene Längen des Stadions. Das olympische Stadion hatte nur für Griechenland seine Bedeutung beibehalten.

Doch kommt es auf solche Einwände nicht an. Für Eratosthenes handelte es sich nicht darum, den Umfang der Erde zu erkunden. Dieser Umfang war ihm von vorneherein vertraut. Aber es galt, dasjenige, was der Seele so vertraut war, in Gedankenform zu erleben.

Rudolf Steiner schildert die Situation des griechischen Menschen mit den Worten: «Der Mensch muss innerlich Kraft anwenden, um die Welt-Götter-Bilder aus seiner Seele zu holen. Die Aussenwelt mit ihren Sinnes-Eindrücken wird zur

Frage. Indem der Mensch die innerliche Kraft anwendet, die Welt-Götter-Bilder aus sich zu holen, erhält er Antworten.»

Dass er diese Antworten in Gedankenform erhalten kann, darin besteht der grosse Entwicklungsschritt, den die Menschheit mit dem Beginn und der Entfaltung der griechischen Kulturepoche tun darf.

Eratosthenes, der an der von Alexander dem Grossen gegründeten Pflegestätte des Geistes wirkte, ist ein charakteristischer Repräsentant des Zeitalters der Verstandes- oder Gemütsseele.

Das Mass der Erde

Der Satz des Protagoras, dass der Mensch das Mass aller Dinge sei, hat seinen Ursprung in der altgriechischen Mysterienkultur. Er stammt aus der Zeit, in welcher das alte Bild-Erleben der Welt noch nicht zum Erlöschen gekommen war. Aber in seiner Formulierung durch Protagoras lebt schon das gedankliche Erfassen der Welt durch den Menschen.

Die alten Mythen sprechen in Bildern von der Gestalt der Erde. Diese Erde ist der Leib des Riesen Ymir. Oder sie ist die geflügelte Eiche, um welche Zeus das Land, das Meer und die Flüsse wie ein Gewebe legt. Jedes Volk hat die seinem Wesen gemässe Überlieferung.

Für diese Zeit des alten Bild-Erlebens des Weltinhaltes liegt keine Veranlassung vor, den Raum und die Zeit in irgend einer Weise zu *messen.* Raum und Zeit werden *erlebt.* Der Raum wird erlebt durch die Tatsache, dass der Mensch sich mit seinen Gliedern bewegt; die Zeit tritt in das erlebende Bewusstsein durch die Veränderung der Erscheinungswelt.

Und doch besteht ein Wissen um die Grösse des Erdenraumes. In den Mysterienstätten, in welchen die Menschen noch von den Göttern belehrt wurden, wurde ein solches Wissen gepflegt und gehütet. Man wusste, dass die Gestalt des Menschen in einem ganz bestimmten Grössenzusammenhang mit der Erde stand. Doch nicht die Menschengestalt, insoferne diese eine räumlich-messbare Ausdehnung hat, sondern die geisterfüllte Menschengestalt, die aus sich heraus sich bewegen kann im Erdenraum.

Ein solches Bewegen hat seinen Ursprung in der rhythmischen Organisation des Menschen. Diese ist ihrem Wesen nach weder Gestalt noch Kraft, sondern unermüdliches Pulsieren. Und könnte der Mensch aus dem reinen Rhythmus heraus seine Gliedmassen schreitend bewegen, so könnte er gehen, ohne zu ermüden. Der Rhythmus aber, aus dessen Gesetzmässigkeiten heraus der Mensch dann sich bewegte, hat seinen

Ursprung im Kosmos, im Bewegungsverhältnis von Sonne und Erde. Wir sagen heute: Die Erde bewegt sich um die Sonne in einem Zeitraum von etwa 365¼ Tagen. Der Mysterien-Eingeweihte der alten Zeit hätte gesagt: Der Weltenrhythmus, welcher Sonne und Erde nach dem Ablauf eines Jahres in das gleiche Verhältnis zueinander im räumlichen Kosmos bringt, ist derselbe, durch den der Mensch vermag, über die Erde zu schreiten. Und würde der Mensch aus den ihm eingepflanzten Rhythmuskräften unermüdlich weiterschreiten, so würde er in Jahresfrist die Erde umwandern.

Aus einem solchen Sich-Erleben des Menschen im Raumes-Kosmos ergab sich aber ein sehr exaktes Vorstellungsbild von der Grösse der Erde. Mit diesem Vorstellungsbild konnten die Eingeweihten leben, bevor die neuen Seelenkräfte es nötig machten, durch das Verstandesdenken den Erdenumfang messend zu bestimmen.

Wo aber der Menschengeist sein Verhältnis zum Weltengeist dadurch zum Ausdruck bringen wollte, dass er der Gottheit einen Tempel erbaute, da konnten die Masse eines solchen Tempels doch nur wieder von den Weltenmassen genommen werden. Es musste also der Tempel in seinen Massverhältnissen der Erde entsprechen, auf welcher er errichtet war. Und das Erdenmass musste seinen kosmischen Ursprung offenbaren, der im Menschen wiederzufinden war.

Wie ist ein solches Mass zu finden?

Das Grundmass der Griechen war das olympische Stadion, das zu 600 Fuss gerechnet war. Sein Ursprung wird auf Herakles, den Stifter der olympischen Spiele, zurückgeführt. Der römische Schriftsteller Gellius (zweites Jahrhundert nach Christus) berichtet in seinen «Attischen Nächten», indem er auf Plutarch Bezug nimmt, dass Herakles sechshundertmal seinen einen Fuss vor den andern gesetzt und damit die Länge des olympischen Stadions bestimmt habe. Gellius fügt hinzu, dass, wenn das spätere Fussmass hinter dem olympischen zurückstehe, dies darauf zurückzuführen sei, dass später der Fuss des «gewöhnlichen Menschen» zugrunde gelegt wurde.

Tatsache ist, dass das olympische Stadion einer Länge von

184,97 Metern entspricht. Das dementsprechende griechische Fussmass ist 0,3083 Meter.

Tatsache ist ferner, dass der Parthenontempel in Athen, von den Athenern (nach Plutarch) der *hundertfüssige* genannt, eine Länge von 69,36 Metern und eine Breite von 30,83 Metern hat, was einer Ausdehnung von 225 auf 100 olympische Fuss entspricht. (Das Seitenverhältnis ist also 225:100 oder 9:4.)

Auch der Zeustempel in Olympia hat eine Basisbreite von 30,8 Metern.

Aus diesen wenigen Zahlen wird ersichtlich, dass das olympische Stadion und auch der olympische Fuss (beide identisch mit den entsprechenden attischen Massen) fest bestimmte Grössen waren.

Aber was haben diese Grössen mit der menschlichen Gestalt zu tun?

Die Fusslänge eines griechischen Menschen erreichte sicher nicht die Länge von 30,83 Zentimetern. Die Klafter, das Mass der ausgespannten Arme von Fingerspitze zu Fingerspitze, gerechnet zu sechs Fuss, konnten in der Länge von 1,85 Metern gleichfalls nicht vom griechischen Menschen erreicht werden.

Woher kommt also dieses eigentümliche Mass, wenn es nicht vom menschlichen Körper in seiner physischen Raumesgrösse genommen ist?

Es kommt von der Erde.

Wir haben heute das Meter als den zehnmillionsten Teil des Erdquadranten bestimmt und sagen deshalb: der Erdumfang beträgt vierzigtausend Kilometer. Gehen wir nun von diesem *Ganzen* des Erdumfanges aus und teilen wir dieses Ganze wiederholt durch die Zahl 60, die massgebliche Zahl des alten Duodezimalsystems, dann erhalten wir:

40 000 km : 60 = 666,666...km
666,666 km : 60 = 11,111...km
11,111 km : 60 = 0,185185 km = 1 olympisches Stadion!

Der Erdumfang beträgt also nach griechischem Mysterienwissen

$$60 \times 60 \times 60 = 216\,000 \text{ Stadien.}$$

Das Mass des Fusses beträgt aber den sechshundertsten Teil eines Stadions, und damit kommen wir auf die merkwürdige Länge von 30,8 . .cm. Das Fünffache dieser Längenausdehnung ergibt dann den Doppelschritt, von dem wieder $2 \times 60 = 120$ auf ein olympisches Stadion gehen.

Und damit sind wir wieder beim Menschen als einem aus dem Rhythmus heraus sich bewegenden Organismus angelangt.

Der Umschwung in der Seelenhaltung, der mit der griechischen Kulturepoche im achten vorchristlichen Jahrhundert beginnt, lässt das alte Leben der Seele in bildlichen Vorstellungen verblassen. Das Gedankenleben erwacht. Und jetzt muss vor diesem erwachten Gedankenleben das alte Wissen sich als verstandesmässig ergreifbar erweisen. Die alten Mysterienerkenntnisse werden in die Form begrifflich erfassbarer Lehrsätze umgewandelt. Wo der Gedanke einen solchen Lehrsatz begründen kann, erweist er sich in seiner Eigenkraft.

Noch sind manche der alten Mysterien-Masse in Kraft, aber sie werden da und dort modifiziert. Und mit diesen Massen wird jetzt die Raumeswelt in allen ihren Erscheinungen gemessen.

Ein Bild der Erde nach Mass und Zahl wird entworfen.

Im dritten vorchristlichen Jahrhundert, in der Zeit der ersten Ausgestaltung des Aristotelismus, bestimmt am Hofe des Königs Ptolemäus III. von Ägypten der griechische Gelehrte *Eratosthenes* die Gestalt der Erde durch Messen und Denken. Aus der Mysterientradition ist ihm die Kugelgestalt der Erde und der Erdumfang bekannt. Aber es gilt, für diese Tradition den Erfahrungsbeweis durch das Denken zu finden. So macht Eratosthenes seine berühmte Erdmessung.

Er geht dabei von der Tatsache aus, dass das Sonnenlicht, wenn es auf die Erde flutet, an den verschiedenen Orten der beleuchteten Erdoberfläche jeweils unter verschiedenem Winkel auftreffen kann. Dies gilt auch für die Orte, die auf einem Meridian liegen und deshalb dieselbe Ortszeit haben. Eratosthenes wählte nun zum Ausgangspunkt seiner Berechnungen die Städte Syene und Alexandria in Ägypten. Zwar liegen diese beiden Orte nicht genau auf demselben Längengrad, aber doch so wenig von einander in west-östlicher Richtung entfernt, dass die Berechnung dadurch keine grösseren Fehler aufweist.

Da Syene fast genau auf dem Wendekreis des Krebses liegt, steht in der Mittagszeit des 21. Juni die Sommersonne im Zenit. Ein senkrecht gestellter Stab wirft keinen Schatten. Zur selben Zeit steht für den nördlich gelegenen Ort Alexandria die Sonne um ca. 7½ Grad südlich vom Zenit. Eratosthenes bestimmte diese Bogenentfernung von ca. 7½ Grad als ein Fünfundzwanzigstel des Himmelsbogens über dem Horizont oder ein Fünfzigstel des ganzen Himmelskreises. Danach musste die Entfernung Syene-Alexandria ein Fünfzigstel des Erdumfanges sein. Da Eratosthenes diese Entfernung nach dem ägyptischen Itinerarstadion bestimmte, das kleiner ist als das olympische Stadion, bekam er eine Entfernung Syena–Alexandria = 5000 Stadien und für den gesamten Erdumfang = 225 000 Stadien, was eine ziemlich genaue Bestimmung des Erdumfanges darstellt nach der zugrunde gelegten Stadionlänge.

Damit war eine Grössenbestimmung der Erde gegeben aus dem Verstandesdenken heraus. Alle späteren Erdmessungen mussten sich dieser Denkart anschliessen. Aber aus dieser Denkart, die notwendigerweise sich nur auf das Physische zunächst richten konnte, musste die Beziehung der Welt zum Menschen, insoferne dieser ein geistiges Wesen ist, herausfallen. Und schliesslich wurde der Erdumfang durch eine Masseinheit bestimmt, die überhaupt nichts mehr mit dem Menschen zu tun hatte, nicht einmal mit dem physischen Menschenleib als Raumesgrösse, geschweige mit der Menschengestalt, insoferne diese ein sich selbst Bewegendes ist.

Dabei gelangten die Ergebnisse aller Raumesmessungen zu immer grösserer rechnerischer Exaktheit.

Aber der Mensch ist nicht mehr das Mass der Dinge.

Mass, Zahl und Gewicht *müssen* innerhalb der Erdenmenschheit entfaltet werden. Aber die Welt wird in ihrer Wirklichkeit *nicht* begriffen, wenn sie *nur* nach Mass, Zahl und Gewicht betrachtet wird. Und der Mensch wird auch nicht mehr begriffen.

Erst wenn der Mensch als Leibes-, Seelen- und Geisteswesen erkannt wird, besteht eine Möglichkeit, auch die Erde wieder zu erkennen als einen Leib, zu dem ein Seelenhaftes und ein Geistiges gehört. Dann wird man übergehen von einer quantitativen Bestimmung der Erdgrösse zu einem qualitativen Erkennen des Erdenleibes.

In Andeutungen ist eine solche Erkenntnisrichtung in manchen christlichen Darstellungen des Mittelalters enthalten. Da wird in einem frühromanischen Relief gezeigt, wie der Christus als Auferstandener die Jünger in die zwölf Erdgebiete sendet. Da sind diese zwölf Erdgebiete künstlerisch-qualitativ dargestellt.

Von dieser Aufteilung des Erdenleibes lebt in Johannes Kepler noch eine starke Empfindung. Er, der mit hingebungsvoller Freude den Weltenraum nach Mass und Zahl erforschte, hatte noch das ehrfurchtsvolle Verständnis für die Tatsache, dass «die Welt nur dann in Wirklichkeit begriffen werden kann, wenn man sie geistig-körperlich überall begreift» (R. Steiner). So teilte Kepler von den fünf platonischen Körpern der Erde das Pentagondodekaeder zu, das die zwölf verschiedenen Raumesgebiete der Erdoberfläche repräsentiert.

Nichts braucht verloren zu gehen von dem, was die Verstandeserkenntnis über die Grösse und die Massverhältnisse des Erdplaneten auszusagen hat. Aber hinzugefügt werden muss zu dieser Erkenntnisart ein «Erkenntnis*weg*, der das Geistige im Menschenwesen zum Geistigen im Weltall führen möchte», eine Anthroposophie. Von dieser Anthroposophie aus wird der Mensch in einem neuen Mysteriensinne wieder «das Mass der Dinge» sein und der durchchristete Mensch wird die Erde als den Leib des Erlösers erkennen.

Alesia

Im Sommer 1948 jährte sich zum zweitausendsten Male der Tag, an dem die grosse keltisch-gallische Mysterienstätte Alesia von den Römern unter der Führung von Julius Cäsar zerstört worden ist. Rudolf Steiner sagt darüber in dem Vortrag vom 2. April 1918 (Zyklus «Anthroposophische Lebensgaben») folgendes: «Was da vom Römertum ausgestrahlt ist, das ... war für gewisse fundamentale, grundlegende Begriffe wirklich versengend, verbrennend, für Begriffe, die gleichsam wiederum aus ihrem Grabe erlöst werden müssen. Man braucht sich nur an eine solche Tatsache zu erinnern wie die, dass mit der Zerstörung jener Stadt, die in der letzten Zeit vor Christi Geburt vernichtet worden ist, Alesia, im heutigen Departement Côte d'Or in Frankreich, ein Stück alter keltisch-gallischer Kultur von den Römern ganz ausgerottet worden ist. An dieser Stelle des alten zerstörten Alesia hat Napoleon III. ein Denkmal für Vercingetorix setzen lassen! ... Es war eine riesige ‹Lehranstalt›, wie es heute vielleicht genannt würde. Zehntausende von Europäern studierten dort in der Art, wie man damals die Wissenschaft studierte. Das alles wurde ausgerottet, und an seine Stelle setzte sich das, was als Römertum sich ausbreitete ...»

Der Wanderer, der die Stätte des alten Alesia heute aufsucht, sieht sich inmitten eines weiten Talgrundes, in den fünf Täler sternförmig einmünden, einem Hügelrücken gegenüber, der sich in einer Höhe von 170 m über der Talsohle ziemlich genau von Westen nach Osten in einer Länge von etwa 1800 m erstreckt. An die Flanke des Hügels angeschmiegt liegt das Dorf Alise Sainte Reine. In dem Dorfe ist ein kleines Museum, das die Funde der vieljährigen Ausgrabungen birgt. Aber kaum einer dieser Funde weist auf die keltisch-gallische Kultur. Dafür ist dort eine Unzahl römischer Münzen, Spangen, Ketten, Sporen, Gürtelschnallen, Nadeln, Gefässe, Werkzeuge,

Waffen, Metall- und Steinbildwerke. Die römische Zivilisation hat nichts mehr von der alten Druidenkultur übriggelassen.

Aber steigt man vom Dorfe auf die einsame waldlose Höhe des Mysterienhügels, dann fühlt man, dass die Natur etwas bewahrt hat, was Menschen nicht zu vernichten vermochten. Zwar ist ein Teil der Hochfläche mit den Resten einer grossen römischen Siedlung bedeckt und neben den Fundamenten der Villen und Präfekturgebäude macht sich ein Amphitheater breit; aber über alle diese Trümmer wuchert der Efeu, und sie verschwinden in Dürftigkeit vor der stillen Erhabenheit der Landschaft. Nach fünf Himmelsgegenden, wie vom Mittelpunkt eines gewaltigen Pentagrammes aus, dringt der Blick des Auges weit in die Tiefe von fünf Tälern, die voneinander durch bewaldete Höhenrücken getrennt sind. Die Landschaft offenbart es unmittelbar: hier an dieser Stelle hatte die ehrwürdige Kultur eines ganzen Volkes ihre Verbindung mit den Göttern. Wie der menschliche physische Leib im Nabel ein Denk-Mal trägt, das ihn an die vergangene Verbindung mit den Mutterkräften erinnert, so waren die grossen Mysterienstätten Nabelstellen der Völker, an denen äussere Zeichen an das Dasein der Menschheit im Götterschoss erinnerten. So stand im griechischen Delphi am heiligen Ort der Nabelstein. So war Alesia das spirituelle Zentrum des alten Gallien. Mit der Vernichtung Alesias musste der Volksgeist der gallischen Kelten die Verbindung mit der Erde lösen. Mit der Ausrottung der zentralen Mysterienstätte musste Gallien als Volkheit aufhören.

Cäsar wusste dies. Wohl waren die römischen Mysterien schon dekadent geworden; aber Cäsar hatte, als er in seinem fünfunddreissigsten Lebensjahr Oberpriester wurde, noch genug Einblick in die Reste alter Mysteriengeheimnisse bekommen. Er wusste, dass der Menschheit ein entscheidendes kosmisch-irdisches Ereignis bevorstand. Und er tat alles, um dieses Ereignis mit seinen Auswirkungen in die Machtsphäre des Römischen Reiches zu bringen. Dazu war die Ausrottung mancher alten Mysterienkultur notwendig. Cäsar machte sich zum Werkzeug solcher Bestrebungen.

Die Berichte, die Cäsar von der Eroberung Galliens gibt, sind ein Muster verhüllender Darstellung. Cäsar kannte die

Druidenkultur. Er gab aber nur spärliche Andeutungen davon in seinen Jahresberichten. Er eroberte zuerst die Peripherie des gallischen Raumes. Dann wandte er sich im Jahre 52 v. Chr. gegen das Zentrum. Und in diesem Augenblick vereinigten sich die gallischen Stämme, die so oft in Fehde miteinander waren, gegen das Römertum. Vercingetorix wurde die Seele dieser Verteidigung. Alle Gallier anerkannten diese seine Führerstellung.

Nach dem Fall der Feste Gergovia zog sich Vercingetorix nach Alesia zurück. Der Mysterienhügel konnte von den Römern nicht im Kampf genommen werden. Cäsar schloss daher den ganzen Berg mit Wall und Graben ein und schnitt Alesia von jeder Zufuhr ab. Aber er musste mit dem Herannahen eines grossen Entsatzheeres der Gallier rechnen, und deshalb richtete er seine ausgedehnte Stellung noch zu einer Verteidigung nach aussen ein. (Die Ausgrabungen haben die Überreste dieser grossen militärischen Anlagen, die Cäsar in seinen Berichten über den gallischen Krieg beschreibt, zutage gefördert.) Als Vercingetorix mit den Seinen in der Mysterienstätte nahe am Erliegen war, kam das ersehnte Entsatzheer. Aber dieses Entsatzheer konnte von den Römern geschlagen werden. Damit war das Schicksal Galliens besiegelt. Vercingetorix gab sich dem Römerfeldherrn zum Opfer für sein Volk. Cäsar nahm das Opfer nicht an. Die heilige Stätte auf dem Hügel wurde so verwüstet, dass kein äusseres Zeugnis davon künden konnte, und Vercingetorix fand nach jahrelanger Kerkerhaft in Rom den Tod durch Henkershand.

So wurde vor zweitausend Jahren eine grosse Mysterienkultur durch die Vernichtung ihrer zentralen Lehrstätte ausgelöscht. Aber die Mysterieninhalte aller Zeiten können in Menschenseelen eine Auferstehung finden durch Anthroposophie.

Die römischen Mysterien und das Weihnachtsereignis

«Es begab sich aber in diesen Tagen, dass ein Erlass ausging von Cäsar Augustus, es müsse sich einschätzen lassen zur Steuer das ganze Weltreich. Diese Schätzung war die allererste und geschah zu der Zeit, da Cyrenius Landpfleger war in Syrien.»

Mit diesen Worten des Lukas-Evangeliums ist die Zeitbestimmung der Geburt des Jesusknaben aus der nathanischen Linie des Hauses David gegeben. Aber auch die weitere Ortsbestimmung: das römische Weltreich. Das Geburtsereignis, das nach dreiunddreissig Jahren zum Mysterium von Golgatha führen sollte, fällt in ein Herrschaftsgebiet, das durch die römischen Mysterien verwaltet wird.

Blickt man auf den Ursprung und die Entwicklung dieser Mysterien, so ergibt sich ein Geschichtsbild, das im folgenden skizziert werden soll.

Die Gründung Roms durch Romulus im Beginn der vierten nachatlantischen Kulturperiode geht über die Priesterstadt Alba Longa (der Name deutet auf das weisse Priestergewand) auf die Stadt Troja und deren Mysterien zurück. Darauf weist auch der Besitz des Palladiums, das auf Wegen, die ganz unterschiedlich geschildert werden, schliesslich von Troja auf Rom übergegangen ist. Was zu Beginn des römischen Gemeinwesens an priesterlicher Ordnung vorhanden war, stammt aus der Stadt Alba Longa. Die eigentlichen römischen Mysterien wurden erst unter dem zweiten der sieben römischen Könige, unter Numa Pompilius, begründet. Innerhalb dieser Mysterienordnung war der König der oberste Priester. Er hatte zugleich die öffentlichen und die geheimen Angelegenheiten zu leiten.

Roms Geschichtsschreiber Livius – er lebte als Zeitgenosse des Kaisers Augustus vom Jahr 59 v. Chr. bis 17 nach Chr. – gibt die Schilderung von Roms Königszeit im Sinne einer gesetzmässigen Entwicklung durch sieben Epochen. Sein Blick ist auf das Physische dieser Entwicklung gerichtet. Das Physische ist das Vergängliche. Deswegen erfolgt nach dem Höhepunkt der Regierung des vierten Königs der Verfall bis hin zu dem letzten König, zu Tarquinius Superbus.

Der Name Superbus dieses letzten römischen Königs hat ursprünglich nicht die Bedeutung des «Stolzen», «Übermütigen». Dieser Name bedeutet dasselbe wie in der indischen Sprache der Name des Buddha, das ist der «Erhabene». Tarquinius Superbus ist ein unmittelbarer Zeitgenosse des Buddha. Dieser bringt die Lehre vom Mitleid zu den Menschen. Tarquinius erscheint wie ein Gegenbild des grossen indischen Lehrers. Hat Tarquinius sich den Namen Superbus selbst beigelegt? Hielt er sich selbst für die Inkarnation eines Menschheitsführers?

Dass Tarquinius die Zeichen der geistigen Welt nicht mehr zu deuten wusste, geht aus seiner Begegnung mit der Sibylle hervor. Diese erschien in der Gestalt einer uralten Frau und bot ihm die neun Bücher der Weissagung zu einem hohen Preis an. Als Tarquinius spottend ablehnte, verbrannte sie drei der Bücher auf dem offenen Herdfeuer und bot die sechs übrigen zum gleichen Preise abermals an. Wiederum spottete der König. Als aber die Sibylle drei weitere Bücher verbrannt hatte und die letzten drei zu derselben hohen Summe, die sie anfänglich für alle neun Bücher gefordert hatte, noch einmal anbot, da erwarb der König die letzten drei der sibyllinischen Bücher, in denen das künftige Geschick der Stadt Rom aufgezeichnet war.

Die sibyllinischen Bücher waren von dieser Zeit an dem obersten Priester anvertraut. Durch viele Jahrhunderte waren sie auf dem Kapitol in einem steinernen Kästchen verwahrt gewesen, in einem Gewölbe des Jupitertempels. Als sie im Jahre 84 vor Christus durch eine Feuersbrunst vernichtet wurden, veranlasste man die neue Sammlung der da und dort verbreiteten und bekannt gewordenen Sprüche. Der Kaiser Augustus gebot eine neue Durchsicht dieser sibyllinischen Weissagungen und barg sie in zwei goldenen Schränken unter dem Piedestal der Apollostatue im Tempel des Apollo Palatinus.

Durch Tarquinius Superbus waren so die Zukunftsgeheimnisse nach Rom gekommen. Aber er, der Grausame und mitleidlose, der den Namen des Erhabenen zum Schimpfwort werden liess, war auch der letzte der sieben Priesterkönige. Nach seiner Vertreibung aus Rom im Jahre 510 v. Chr. wurde die entscheidende Trennung zwischen der öffentlichen Herrschaft und der Priestermacht vollzogen. Ein neues Wort wird geprägt: Res publica, die öffentliche Sache. Dieser Begriff ist gar nicht zu verstehen ohne sein Gegenstück (auf welches nicht einmal die kundigsten Historiker aufmerksam machen), nämlich die «res occulta», die geheime Sache, die fortan die unbestrittene Angelegenheit einer mannigfaltig gegliederten Priesterschaft wurde, an deren Spitze der Pontifex maximus stand, der seinen Namen schon seit Numas Zeiten davon hatte, dass es ihm oblag, die Brücke von der irdischen zur geistigen Welt zu bilden.

In den folgenden Jahrhunderten der römischen Republik, die zuerst die wechselvollen Kämpfe zwischen den Patriziern und den Plebejern zu bestehen hatte, dann aber nach der Unterwerfung Italiens jene Machterweiterung vollzog, die schliesslich zu dem führte, was unter den Kaisern mit dem Begriff «Weltreich» bezeichnet wurde, blieb die Pflege des überlieferten Mysterienwissens unangetastet von allen öffentlichen politischen Angelegenheiten. Man versteht die römische Geschichte nicht, wenn man all das unberücksichtigt lässt, was hinter ihren offenbaren Geschehnissen als eine Kraft waltet, welche die geheimen Direktiven gibt. Eine so mächtige wirksame Einrichtung wie diejenige des Zwölftafelgesetzes – die Grundlage aller späteren römischen Gesetzgebung – ist ohne eine dahinter wirkende Mysterienverwaltung gar nicht denkbar.

Aber je näher die Zeiten der Erfüllung kommen, von denen das Evangelium spricht, desto mehr macht sich in der Priesterschaft, welche die «res occulta» zu verwalten hat, eine zunehmende Unsicherheit geltend. Denn *das* wird von dieser Priesterschaft durchaus gewusst, dass das hohe Sonnenwesen dereinst auf die Erde kommen werde in einem menschlichen Leibe. Und dass dieser menschliche Leib von königlicher Herkunft sein werde, darauf wies alles, was aus den zukunftsweissagenden Überlieferungen zu entnehmen war. Mehr und mehr zeigt sich in all dem, was hinter den geschichtlichen Ereignissen der römischen Epoche steht, die Absicht, das kommende Ereignis in den römischen Herrschaftbereich einzubeziehen. Aber Zeit und Ort des bevorstehenden Ereignisses sind ungewiss. Darum gilt es, möglichst viele der alten Mysterienströmungen in das römische Reich einzubeziehen.

Die Unsicherheit in bezug auf das Bevorstehende zeigt sich auch darin, dass in der Art der Verwaltung der Mysterienangelegenheiten seltsame Veränderungen vorgenommen werden. War bis dahin Anzahl und Nachfolge innerhalb der Priesterschaft nach uralt-heiligem Brauch bestimmt gewesen, so werden jetzt mit dem Beginn des ersten vorchristlichen Jahrhunderts einschneidende Veränderungen vollzogen. Ursprünglich hatte sich die Priesterschaft durch Kooptation ergänzt, und das Priesteramt galt auf Lebenszeit. Die Lex Domitia des Jahres 104 vor Christus schafft eine Möglichkeit der Priesterwahl durch die Tributcomitien, also durch eine Bürgerversammlung, die sonst nur kommunalen oder administrativen Charakter hatte und durchaus ein Teil der Res publica war. Zwar wurde durch Sulla, eine Persönlichkeit, die aufs stärkste bestrebt war, allem Mysterienwesen die ihm zukommende Würde zu bekräftigen, die Kooptation wiederhergestellt, aber Cäsar, auf dessen Initiative die Lex Atia im Jahre 63 v. Chr. zustande kam, schuf wieder die Möglichkeit der Priesterwahl durch die Volksversammlung.

Cäsar gelangte dadurch selbst zur Würde des Pontifex Maximus, des obersten Priesters von Rom. Damit war er in die römischen Mysteriengeheimnisse eingeweiht. Von jetzt an dient Cäsars ganzes Streben dem Ziel, das kommende Erdenereignis, die Inkarnation des Sonnensohnes, in den Bereich der römischen Macht zu lenken.

Die Erwartung des Sonnensohnes, der als Weltenheiland in einem irdischen Menschenleibe erscheinen sollte, war in der vorchristlichen Zeit ein in allen Mysterien behütetes Geheimnis. Einzig das jüdische Volk, das sich mit Recht als das «auserwählte» empfinden durfte, sprach durch seine Propheten und Lehrer in aller Öffentlichkeit von dem kommenden Ereignis. Bis zu ganz konkreten Vorstellungen hatte sich die Erwartung beim jüdischen Volke verdichtet. Immer wieder wurde dieses Volk enttäuscht durch «falsche Messiasse». Dazu kam der ständige Wechsel der Oberherrschaft. Nacheinander war das jüdische Volk unter babylonische, persische, ägyptische und syrische Herrschaft gekommen. Die Befreiung unter den Makkabäern hatte zuletzt doch zur Unterwerfung unter die römische Macht geführt. Pompejus hatte im Jahre 63 v. Chr. Jerusalem erobert. Judäa wurde eine römische Provinz, die von Landpflegern verwaltet wurde.

Cäsar hatte inzwischen das gesamte keltische Gallien unterworfen. Dabei war das gallische Mysterienzentrum Alesia völlig zerstört worden. Bei Cäsars Rückkehr nach Italien flammt der Bürgerkrieg wieder auf. Cäsar drängt auf die Wiederherstellung der Königsmacht. Denn ein königliches Geschlecht muss da sein, damit der Leib für den Sonnensohn geschaffen werden kann. Aber der Name des Königtums ist noch immer verpönt bei denen, welche die «Res publica» rückhaltlos vertreten. Cäsar kann nicht unmittelbar auf die Erlangung der Königskrone dringen. Er lässt durch den Senat einen Feldzug gegen das Grenzvolk der Parther beschliessen. Nach dem Beschluss sollen aber noch die sibyllinischen Bücher befragt werden. Durch den Mund des Priesters wird die Antwort gegeben: «Die Parther können nur von einem König besiegt werden.» Damit ist für die Vertreter der Res publica das Zeichen gegeben. Sie verschwören sich gegen Cäsars Leben. An den Iden des März im Jahre 44 v. Chr. wird er in der Senatssitzung ermordet.

Hat Cäsar aus seiner Kenntnis der – schon dekadent gewordenen – römischen Mysterien den Glauben gehegt, dass aus seinem Blute der Leib des Kommenden erstehen solle? Dachte er daran, dass der Sohn, den er mit der ägyptischen Königin Cleopatra gezeugt hatte, der Träger dieses Kommenden sein werde? Lag ihm darum so viel daran, den eigenen Stammbaum zurückzuführen auf Askanius, Aeneas, Anchises und damit auf die göttliche Herkunft von Aphrodite? Sollte deswegen der Sohn des Aeneas, Askanius, den Namen Julus bekommen, damit davon das Geschlecht der Julier, dem Cäsar angehörte, seine himmlische Rechtfertigung erhalte? Glaubte er in dem

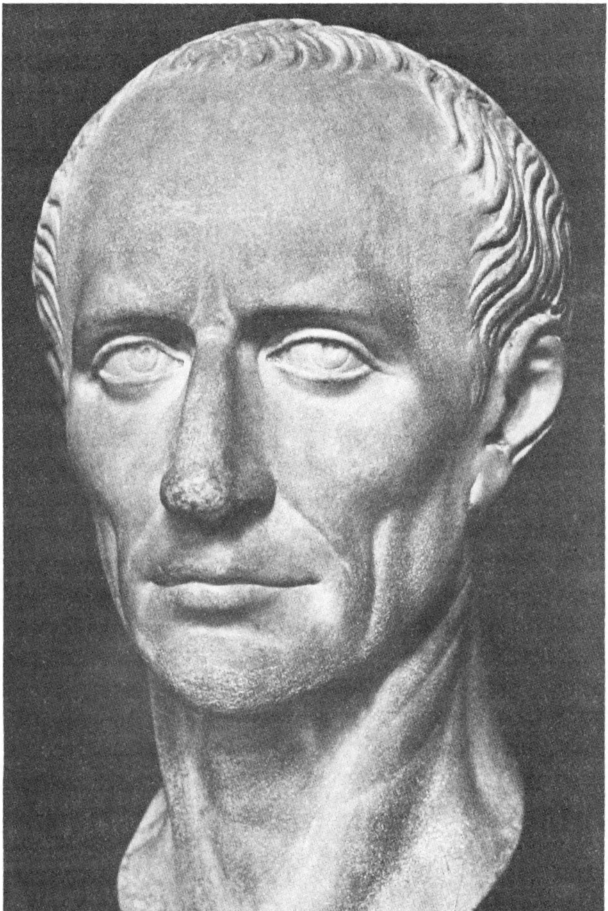

Abb. 5: Gaius Julius Caesar (100–44 v. Chr.)
Marmorkopf, London, Britisches Museum.

Grossneffen Octavius den «Künftigen» zu sehen und bestimmte er ihn darum, nachdem er ihn adoptiert hatte, zum Nachfolger?

Vier Jahre nach Cäsars Tod weist der Dichter Vergil in seiner berühmten vierten Ekloge auf die Erfüllung der Zeiten hin. «At tibi puer . . .» Wer ist der Knabe, in dem sich die Hoffnungen der Mysterien erfüllen sollen?

Octavius, er wird jetzt Octavianus genannt, vollendet Cäsars Werk. Mit der Schlacht von Actium (31 v. Chr.) ist der Bürgerkrieg beendet. Octavianus ist der unbestrittene Alleinherrscher. Ist er ein Gott? Hat er nicht die vier grossen Tugenden, Virtus, Clementia, Iustitia und Pietas, um derentwillen ihm der Eichenkranz zuerkannt wird?

Jetzt erhält er den Ehrennamen, der an die Stelle der alten «Superbus»-Würde getreten ist. Wieder ist es der Name des «Erhabenen», des Menschheitsführers. Es ist der Name des «Augustus».

Und ist er nicht der verheissene Friedensbringer? Hat er nicht die Pforten des Janustempels schliessen können zum Zeichen, dass der Friede im Imperium Romanum eingekehrt ist? Deutet nicht alles darauf hin, dass die Verheissung erfüllt ist?

In den Provinzen wird dem Augustus göttliche Verehrung gezollt. Und auch Rom kommt zu seinem Kaiserkultus.

Aber Augustus muss fühlen, dass er der Ersehnte, der Erwartete, der Weltenheiland nicht ist. Am schmerzlichsten fühlt er dies in seinem Familienkreis. Wohl haben die Dichter seine göttliche Abkunft gepriesen, Vergil in der «Äneis», Ovid in der letzten seiner «Metamorphosen», in welcher er Cäsars Verwandlung in ein himmlisches Gestirn beschreibt. Der Geschichtsschreiber Livius hat in seinem gewaltigen Werk die Sendung Roms aufgezeigt und ihre Erfüllung durch Augustus. Aber dieser fühlt nur allzu deutlich die Grenzen seiner Macht. Ein schweres Schicksal waltet in seiner Familie. Alle die edlen und tüchtigen unter seinen Nachkommen finden einen frühzeitigen Tod, und nur diejenigen bleiben, in denen das Böse wirksam ist.

Wohl lässt Augustus in Rom das Pantheon bauen, jene Stätte, an welcher alle Mysterienkulte des römischen Reiches

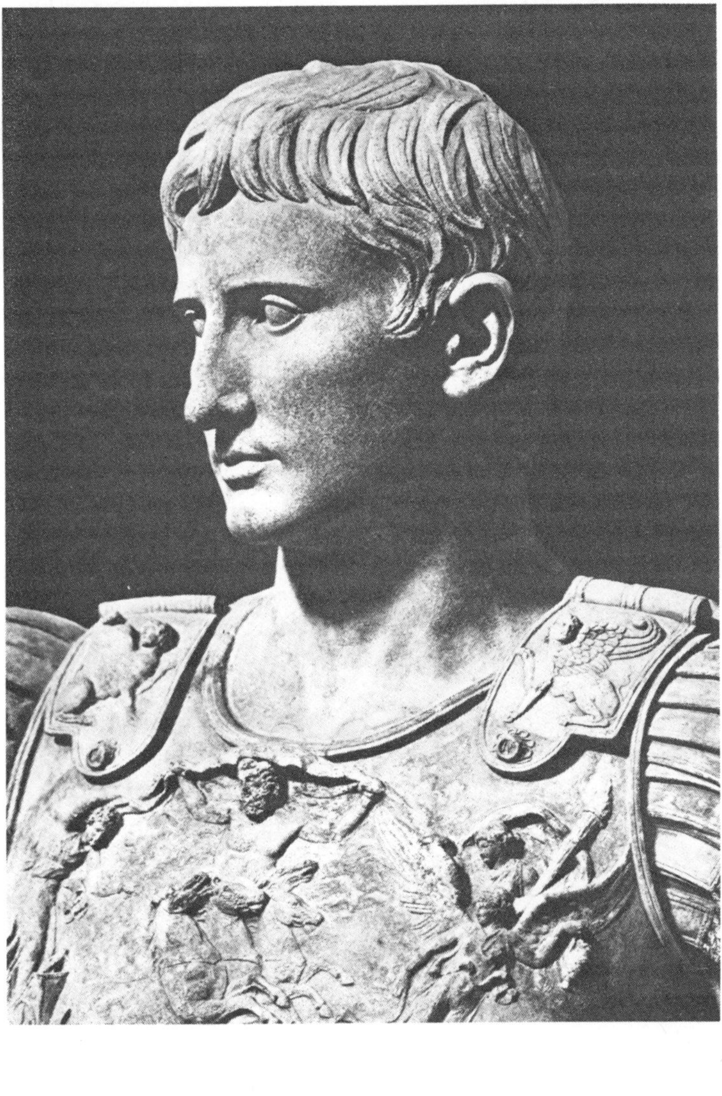

Abb. 6: Augustus (63 v. Chr.–14 n. Chr.)
Detail der Statue in Rom, Vatikan.

vereinigt werden sollen. Aber das All-Götter-Haus fasst den nicht, der kommen soll. Und von der Mutter und dem Jesuskinde, das in der Welten-Weihe-Nacht auf der Erde erscheint, sagt das Evangelium: «Und sie gebar ihren ersten Sohn und wickelte ihn in Windeln und legte ihn in eine Krippe; denn sie hatten sonst keinen Raum in der Herberge.»

Augustus, der in seinem 76. Lebensjahr in Nola in Campanien starb – es war im Jahre 14 n. Chr. – hat von dem stillen Ereignis in Palästina keine Kunde bekommen. Vom Tode des Augustus berichtet Sueton: Am letzten Tag erkundigte er sich einmal über das andere, ob die Leute schon auf der Gasse zusammenliefen, forderte einen Spiegel und befahl, sein Haar und seine eingefallenen Wangen in Ordnung zu bringen. An seine Freunde, die er vor sich gelassen, wandte er sich mit der Frage, «ob sie glaubten, dass er die Rolle im Schauspiele seines Lebens gut durchgespielt habe?» und setzte dann auf griechisch die Schlussformel hinzu: «Wenn ihr damit zufrieden seid, so bezeugt euren Beifall und klatschet alle mit Freuden in die Hände.»

Gerbert von Aurillac

Gerbert lebte von 935 bis 1003, also im letzten Drittel des Zeitalters der Verstandes- oder Gemütsseele. Das Zeitalter der Bewusstseinsseele, das mit dem Jahre 1413 beginnen soll, bereitet sich vor. Diesem neuen Zeitalter geht ein erhöhtes Wirken der ahrimanischen und luziferischen Gegenkräfte voraus. Rudolf Steiner spricht über dieses Wirken in den Briefen vom 23. und 30. November 1924. Das ahrimanische Wirken findet seinen Ausdruck in den Erscheinungen des Arabismus, der ein verfrühtes Hereinholen von Bewusstseinskräften darstellt, die dem Menschen erst in späterer Zeit zukommen sollen. Das Abendland versucht diesen Einfluss des Arabismus mit allen Kräften fernzuhalten. Äusserlich geschieht dies dadurch, dass die arabischen Heere durch die fränkischen Herrscher im 8. Jahrhundert zurückgeschlagen werden und im gleichen Jahrhundert die «Reconquista» beginnt, die Rückeroberung des spanischen Gebietes, ein Unternehmen, das erst im Jahre 1492 mit dem Fall von Granada abgeschlossen ist. Aber durch unzählige Kanäle drang der Geist des Arabismus auf mannigfache Weise in die abendländische Welt. Das Zurückweisen dieses Geistes war die ungleich schwerere Aufgabe. Diejenigen, die sich dieser Aufgabe unterzogen – man denke an die Scholastiker, die in Thomas von Aquino ihren Führer auf dem Wege des christlichen Denkens sahen –, mussten immer wieder erleben, dass der Arabismus nur mit seinen eigenen Waffen bekämpft werden konnte. Diese Waffen zu ergreifen war aber fast gleichbedeutend mit einem Anerkennen des Arabismus. Denn man musste Seelenkräfte benützen, deren Sein man innerlich nicht anerkennen konnte, wenn man der Geistigkeit, welche die kosmische Intelligenz verwaltete, die Treue halten wollte.

Das luziferische Wirken in dieser Zeit, die dem kommenden Zeitalter der Bewusstseinsseele vorangeht, zeigt sich darin, dass der Mensch die alte imaginative Art des Weltverständnisses nicht mehr aufrechtzuerhalten vermag. Die luziferischen Mächte möchten den Menschen bei dieser alten Art verharren lassen. Die menschliche Bewusstseinsentwicklung führt aber durch sich selbst von dieser imaginativen Erkenntnisart weg. So entsteht durch das luziferische Wirken Verwirrung. Denn der Mensch vermag in dieser Zeit die neu erwachende Kraft des Gedankenlebens als den «ureigensten Besitz der Seele» zu erleben, aber er muss sich fragen: wie verhält sich das von der Seele in Gedankenform Erzeugte in seinem Wirklichkeitswert zu den wie von aussen als Wahrnehmung gegebenen Imaginationen, die ihre Realität in ihrem Von-aussen-gegeben-sein verbürgen? Und so vermischen sich in der Seele selbsterzeugte Gedanken mit imaginativen Vorstellungen, die aus alten Fähigkeiten des seelischen Erlebens stammen.

In dieser Zeit lebt Gerbert von Aurillac. Über seine Herkunft ist fast nichts bekannt. Vielleicht war er ein Findelkind. Er wurde im Kloster in Aurillac in der Auvergne erzogen. So streng die Zucht in dem unter dem Einfluss der kluniazensischen Reform stehenden Benediktinerkloster war, Gerbert hat stets in dankbarer Verehrung seiner Lehrer gedacht, des Abtes Gerald und seines Nachfolgers Raimund. Er wurde Mönch. Der Orden gestattete seinen strebsamen Gelehrten manche Reise zur Erweiterung ihrer Kenntnisse. Gerbert begleitete im Jahr 968 den Markgrafen Borrell nach Spanien zu dem Bischof Hatto von Vich. Dort sollte er Mathematik, Musik und Astronomie lernen. Die Nähe der arabischen Welt blieb nicht ohne Einfluss auf das Studium in den Klöstern der spanischen Mark. Hatten doch die arabischen Gelehrten fast das ganze antike Wissensgut schon in ihre Sprache übersetzt und kommentiert.

Als Gerbert mit seinen Gönnern Hatto und Borrell im Jahre 971 nach Rom kommt, ist ihm der Ruf seiner mathematischen Kenntnisse schon vorausgeeilt. Der deutsche Kaiser Otto I. wird vom Papst Johannes XIII. auf Gerbert aufmerksam gemacht. Gerbert bleibt ein Jahr lang am Hofe des Kaisers. Dort lernt er den Archidiakon Garamnus aus Reims kennen, der als grosser Philosoph berühmt ist. Gerbert möchte bei ihm sich in der Philosophie unterweisen lassen. Er kommt nach

Reims in seinem 37. Lebensjahr. Bei Garamnus lernt er Philosophie, während seinerseits Garamnus in der Mathematik und Musik Gerberts Schüler wird. In Reims lernt Gerbert auch die griechischen und römischen Schriftsteller des Altertums kennen, die seinen Zeitgenossen nicht mehr bekannt sind. So kommt er zu einem ganz umfassenden Wissen. Aber diese Art des Wissens ist den Zeitgenossen verdächtig. Es wird gesagt, Gerbert verdanke seine Gelehrsamkeit nicht nur den Arabern, sondern den höllischen Mächten selbst. Zum erstenmal muss er das Wort «Gerbertus Magus» (der Zauberer) hören.

Zehn Jahre ist Gerbert in Reims. Unter dem Erzbischof Adalbero wird er der berühmte Leiter der Domschule. Gross ist die Zahl seiner Schüler, die von weit herkommen. Er unterrichtet in allen Sieben Freien Künsten. War er schon in Grammatik, Rhetorik und Dialektik jedem Lehrer seiner Zeit ebenbürtig, so überragte er seine Zeitgenossen weit in den Künsten der Arithmetik, Musik, Astronomie und Geometrie. Besonders auf dem Gebiete der Astronomie wurde er berühmt durch die Konstruktion seiner Himmelsgloben, an denen sich Aufgang und Untergang der Fixsterne demonstrieren liess, aber auch die Bahnen der Planeten. Ausserdem soll er eine Pendeluhr konstruiert haben.

Für Gerbert standen die mathematischen Wahrheiten zwischen der Welt objektiver geistiger Wesen (intellectibilia) und der physischen Welt (physica naturalis, corruptibilis). Insoferne waren ihm diese Wahrheiten ein Weg zur Geisterkenntnis. Er sagt darüber: «Die Geometrie ist der Weg zur Ausbildung der seelischen und geistigen Kräfte des Menschen und zur Vertiefung seiner Intuition. Durch sie erkennt man klar und deutlich, was sonst wunderbar und schier unglaublich erscheint. Und mehr noch: sie führt zur anschaulichen Versenkung (contemplatio) in Wirken und Wesen der Natur und ihres Schöpfers, der ja alles in Zahl, Mass und Gewicht angeordnet hat, und seiner unaussprechlichen Weisheit. Sie ist der Weg zu den tiefsten Erkenntnissen.»

Gerbert kannte aus innerer Erfahrung das Auferwecken der in der Seele schlummernden Kräfte. Er sagte: «Durch die konzentrierte seelische Übung kann, was ursprünglich nur potentiell in der Seele veranlagt ist, zur Aktualität kommen.»

Mit dieser Meinung kommt er, der doch ganz im kirchlichen Leben seiner Zeit steht, in Gegensatz zu einer Ansicht, die bei den Kluniazensern der strengsten Observanz als unbedingt gültig vertreten wird. Zwar ist es für Gerbert klar, dass der Glaube den sterblichen Menschen mit Gott verbindet, wie der Unglaube den vernünftigen Menschen dem unvernünftigen Vieh gleichmacht («Si fides mortalem Deo sociat, perfidia nihilominus rationalem brutis animalibus aequat»). Aber für Gerbert folgt das gläubige Bekennen aus dem geistigen Schauen («Agnoscit et agnitum fideliter confitetur»). Er ist nicht der Meinung, dass an den Vicarius Petri gar keine Forderung gestellt werden dürfe, weil all dessen Würde aus dem Vikariat komme. Er verlangt vielmehr vom Priester «scientia» und «charitas». Und er stellt ganz unmittelbar die Frage: «Kommt die Seele zum Feuer des Empyreum durch Leiden und Lernen oder nur durch den Segen des kirchlichen Instituts? Gibt es Heilskräfte nur in der Kirche?»

Sein eigener Lebensweg führt ihn immer wieder in den Kreis des deutschen Kaiserhauses. Der Kaiser Otto II. ernennt ihn zum Abt des Klosters Bobbio. Aber die Mönche dieses einst von Kolumban gegründeten Klosters wollen den Fremdling, den «Zauberer» nicht. So muss er zurück nach Reims. Von jetzt an wird Gerbert immer wieder in die politischen Wirren seiner Zeit hineingezogen. Er wird Erzbischof von Reims und ist als solcher auch Erzkanzler des neugewählten französischen Königs Hugo Capet. Auf einer Reise nach Rom begegnet er dem jungen Kaiser Otto III. Der möchte den weisesten Mann seiner Zeit immer in seiner Nähe haben. Gerbert wird Ottos Lehrer in Deutschland. Er ist immer im Gefolge des Kaisers. Mit diesem zieht er wieder nach Italien. Er erhält auf Vorschlag des Kaisers das Erzbistum Ravenna. Damals wird ihm prophezeit:

«Scandit ab R Gerbertus ad R postea vigens papa R» unter Anspielung auf die Städte Reims, Ravenna und Rom. Und am 2. April des Jahres 999 wird er vom Kaiser zum Papst gemacht. Als solcher nennt er sich Sylvester II. Noch vier Jahre seines

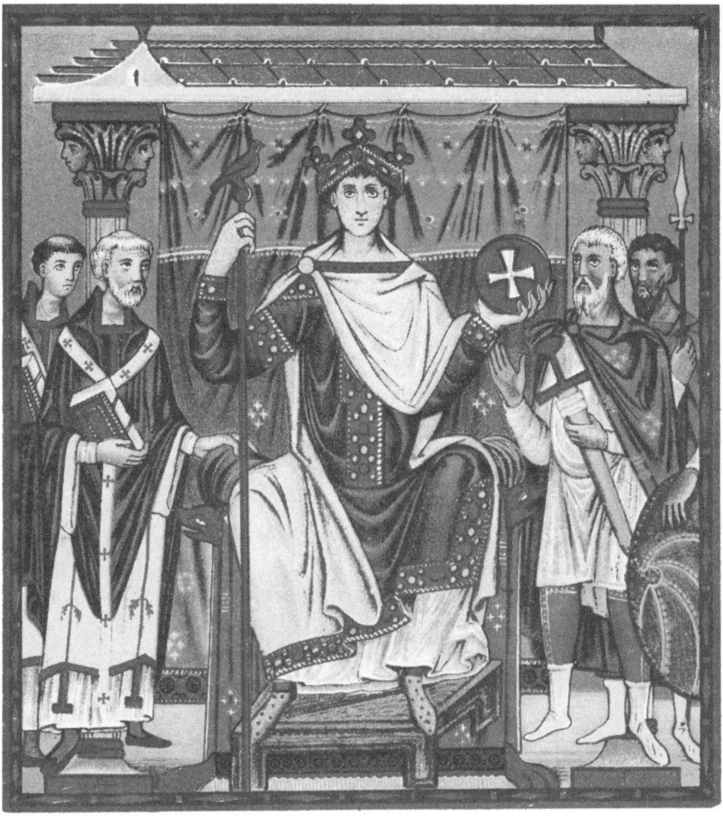

Abb. 7: Otto III. (980–1002)
Der thronende Kaiser, umgeben von den Vertretern der Kirche und der Ritterschaft. In dem dem Kaiser am nächsten stehenden Vertreter der Kirche kann man Gerbert von Aurillac vermuten. Evangeliar Heinrichs II., Domschatz von Bamberg, jetzt Staatsbibliothek München.

Lebens steht er an der Spitze der Christenheit, in einer bewegten Zeit, denn die Jahrtausendwende bringt viel Verwirrung in die Gemüter, die zwischen alten Imaginationen und neuen Seelenfähigkeiten in Unsicherheit schwanken. So kommt es, dass um Gerberts Namen sich mehr und mehr ein seltsamer Kreis von Sagen schlingt, grösstenteils veranlasst durch das unbegreiflich grosse Wissen des seltsamen Mannes, der so vielen ein Lehrer und Führer auf den rechten Erkenntniswegen seiner Zeit war. Unter den Schülern Gerberts darf besonders Fulbert genannt werden. Dieser gründete in Chartres nach dem Vorbild von Reims die berühmte Schule, an der im folgenden Jahrhundert sich so viele bedeutende Seelen zusammenfinden sollten.

Nordische Runensteine

In den skandinavischen Ländern, vor allem in Schweden, geben zahlreiche Runensteine Zeugnis von der Geisteshaltung eines Volkes, dessen Angehörige in einer ganz besonderen Weise das Hinschwinden alter Bewusstseinskräfte und das Heraufkommen neuer Seelenfähigkeiten erlebten. Mehr als zweitausend solcher Denkmäler sind bis auf unsere Zeit gekommen, doch dürfte diese Zahl nur ein Bruchteil der ehemals vorhandenen Runenritzungen sein, da zweifellos die allermeisten dieser Schöpfungen in Holz gearbeitet waren. Aber nur an ganz wenigen Orten haben solche Holzdarstellungen unter besonders günstigen Verhältnissen sich erhalten.

Die Runensteine zeigen bildliche Darstellungen und Schriftzeichen. Über die Herkunft und das Alter der Runenzeichen ist viel diskutiert worden. Sicher ist, dass fast alle Runensteine Schwedens in dem knappen Zeitraum von etwa drei Jahrhunderten entstanden sind. Als die Mitte dieses Zeitraumes darf das Jahr 1000 nach Christus angenommen werden.

Bilder und Zeichen sind in eine fast immer natürliche, selten künstlich geschaffene Stein*fläche* eingeritzt. Das Gesteinsmaterial ist meist Granit von der verschiedensten Korngrösse und Feinheit. Mitunter ist Sandstein verwendet worden. Oft stammt das Gestein aus weit entlegenen Gegenden, von denen es durch die Eiszeitgletscher weggetragen worden war, manchmal ist es bodenständiges Gestein, in seltenen Fällen sind die Zeichnungen direkt auf flache, von Gletschern abgeschliffene Felskuppen eingeritzt.

Was ist der Sinn dieser Denkmäler, bei deren Anblick Lessings Wort von der «edlen Einfalt und stillen Grösse» in der Seele lebendig wird? Es sind Denk-Male, von den Nachkommen zur Erinnerung an Verstorbene errichtet. Dass es einer solchen Erinnerung bedurfte, zeigt uns, dass wir es mit Überresten uralter Seelenfähigkeiten zu tun haben. Rudolf Steiner hat dargestellt, wie in sehr alten Zeiten das Gedächtnis der

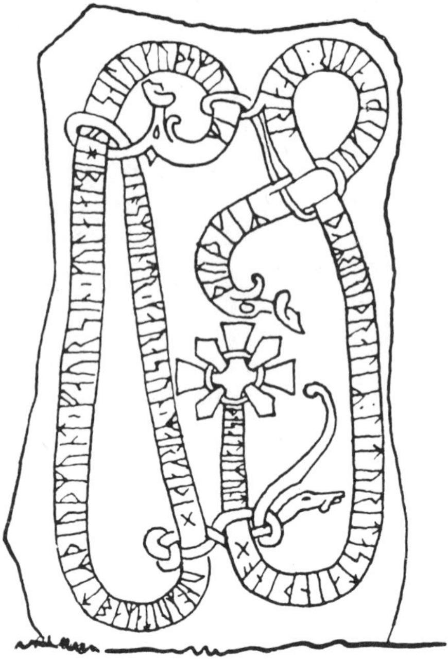

Abb. 8a:
Järvsta-Stein
aus Uppland

Abb. 9:
Stein von Eskilstuna

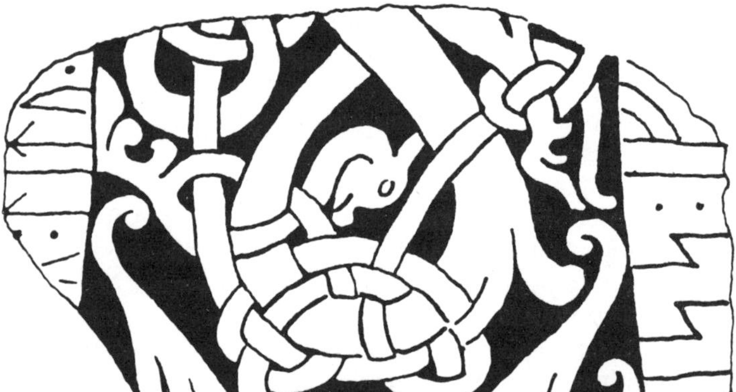

Abb. 8b:
Stein von Landeryds

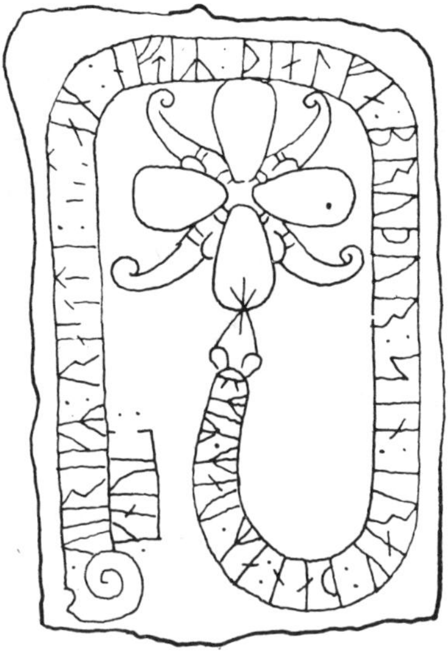

Abb. 8c:
Stein von Gripsholm

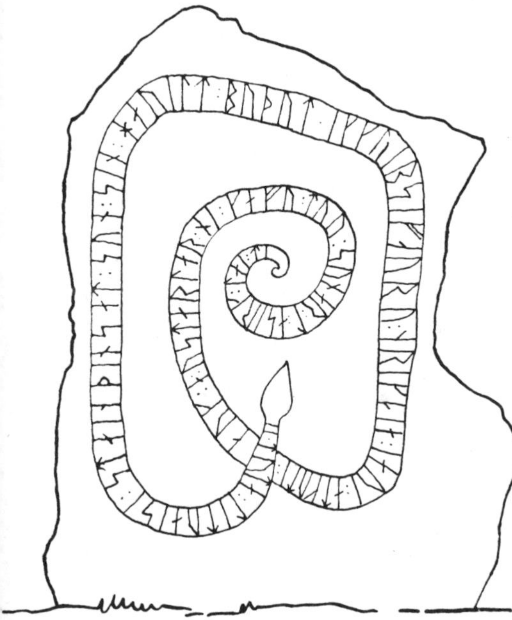

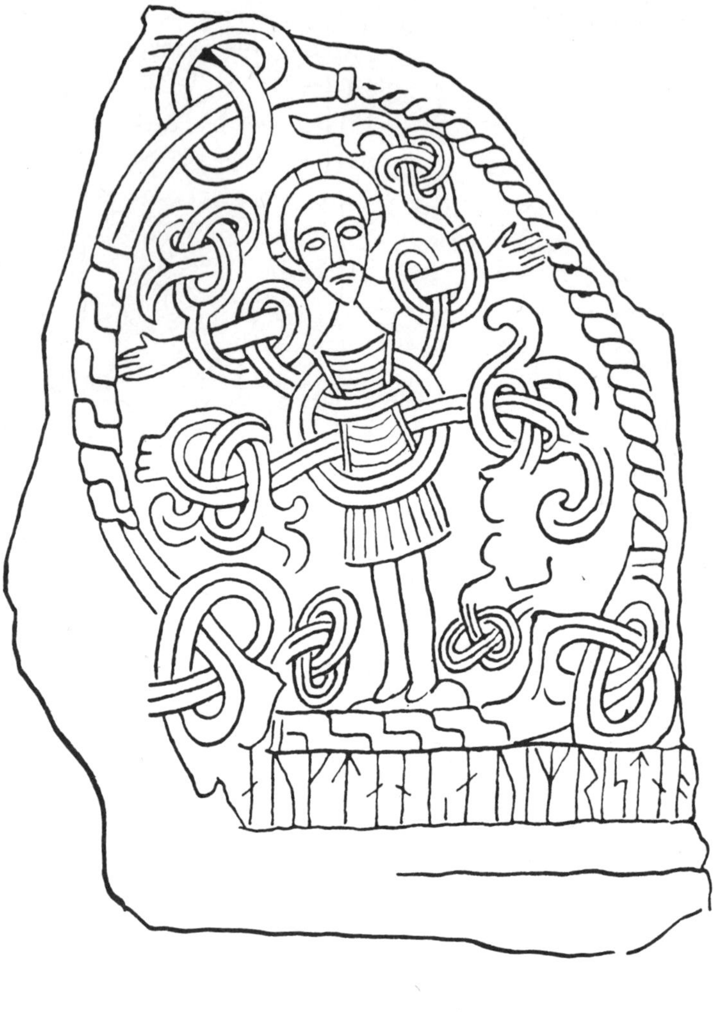

Abb. 10: Christusdarstellung vom Runenstein in Jaellinge (Dänemark)

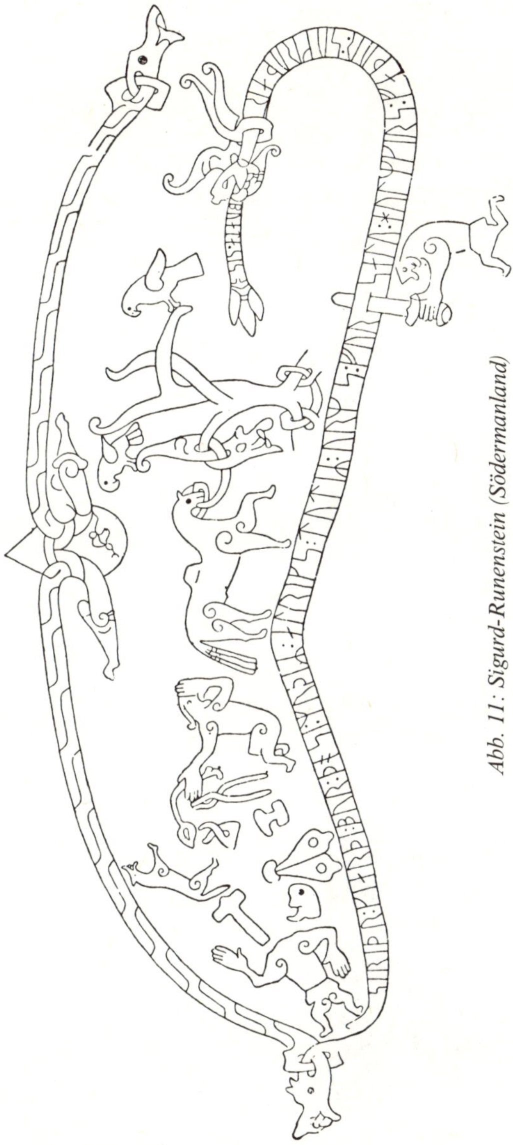

Abb. 11: Sigurd-Runenstein (Södermanland)

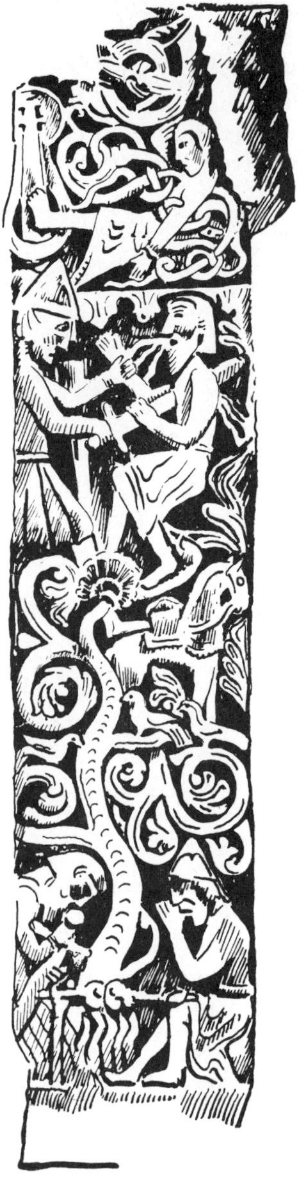

Abb. 12: Darstellung zur Sigurdsage auf einem Holzpfeiler der Stabkirche von Hyllestad (Norwegen)

Menschen «lokalisiert» war, wie überall auf der Erde Denk-Zeichen errichtet waren, durch welche der Vorübergehende «erinnert» werden sollte. Diese uralte Gedächtnisart wurde abgelöst von dem rhythmischen Gedächtnis. Aus dieser Zeit stammen die grossen Volksepen, die von Mund zu Mund überliefert werden konnten, bis auch diese Gedächtnisart erstarb und das Kopfgedächtnis es notwendig machte, dass das alte Geistesgut durch Aufschreiben der Nachwelt überliefert wurde. Jede dieser Stufen der Gedächtnis-Entwicklung brachte eine stärkere Loslösung des Menschen von den göttlichen Führerwesen der geistigen Welt und einen höheren Grad der Verselbständigung des Ich-Bewusstseins. Der germanische Mensch erlebte diese Ich-Erkraftung mit innerer Freude. Er brachte dieses Seelenerlebnis auch in seinem künstlerischen Schaffen zum Ausdruck.

Nun liegt die eigentümliche Tatsache vor, dass in der Zeit, in welcher die Runensteine geschaffen wurden, die drei genannten Gedächtnisstufen wie gleichzeitig vorhanden waren bei den germanischen Menschen des Nordens. Und davon geben die Runensteine Zeugnis.

Betrachten wir den Järvsta-Stein aus Uppland in Schweden. Zwei seltsam gewundene Drachenleiber, der eine sich in sich selbst schliessend, der andere in einer Kreuzform endend, beide durch kunstvolle Verschlingungen verbunden, tragen die Runeninschrift. Diese lautet:

Thiuthkir ukuthlaifr ukarl tharbruthraliR lituritastainthina abtiRthiuthmunt fathursin kuthhialbihansalukuthsmuthiR inasmuntr karasun markathi runaritaR thasataimunt

(Teudger und Gudleif und Karl diese Brüder alle liessen ritzen Stein diesen zum Gedächtnis Teudmunds ihres Vaters. Gott helfe seiner Seele und Gottes Mutter. Der Mann Asmund, Sohn des Kara, machte die Runenritzung, Da sass [thronte] Aimund.)

Der letzte Satz gibt einen wichtigen Anhaltspunkt für die Datierung des Runensteins. Denn Edmund (Aimunt) war um das Jahr 1050 König. Aber auch darauf weist die Inschrift, dass in dieser Zeit die Christustatsache Bewusstseinseigentum von Menschen war, die noch alte Hellseherkräfte sich bewahrt hatten. Die ätherische Welt konnte noch wahrgenommen werden. Das zeigen die künstlerischen Formen des Runensteines. Denn diese Formen der Verschlingung sind Abbilder von Erlebnissen, welche die Seele am Kräftewirken der ätherischen Welt gewinnen konnte. Wollte ein Mensch der Gegenwart solche Bandverschlingungen, wie wir sie nicht nur von Runensteinen, sondern auch von der irischen und karolingischen Buchmalerei und von frühromanischen Ornamenten kennen, nach gründlicher Betrachtung aus dem Gedächtnis nachzeichnen, er müsste bald gestehen, dass ihm ein Festhalten dieser Formen mit seinen gegenwärtigen Bewusstseinskräften gar nicht möglich wäre. Solche Formen ergeben sich nur der unmittelbaren Anschauung der ätherischen Welt. Aber dort sind sie lebendig-wesenhafte Kräfte.

Das Bruchstück eines Runensteines von Eskilstuna (Schweden) zeigt ein solches Verschlingungs-Motiv in besonders kunstvoller Form. Und der berühmte Stein aus Jaellinge (Dänemark) bringt die Christusgestalt in der Kreuzesform, umgeben von ätherischen Kraftströmen.

Mit dieser Wahrnehmungsfähigkeit für das Äthergeschehen in der Natur war aber auch das rhythmische Gedächtnis verbunden, das die altnordischen Eddalieder noch bewahren konnte. Mühelos und unermüdlich wie der Rhythmus des Atems oder der Pulsschlag des Blutes konnten aus der Seele die einmal gehörten Stabreim- oder Rhythmusstrophen der Götter- und Heldenlieder sprachkräftig sich ergiessen.

Aber schon kündigt sich die Fähigkeit der Bewusstseinsseele an, welche das an das Gehirn gebundene Gedächtnis und damit ein ganz neues Persönlichkeitsbewusstsein bringen soll. Darum vermerkt der Meister, der die Runenritzung macht, seinen Namen auf seinem Werk.

Diese Ich-Erkraftung findet ihren künstlerischen Ausdruck in der auf den Runensteinen so häufig wiederkehrenden Form der Spirale. Rudolf Steiner hat in seinem ersten Dornacher Vortrag (7. Juni 1914) auf dieses Formmotiv hingewiesen und gezeigt, wie es der Ausdruck für das Seelenerlebnis der inneren

Erstarkung ist. In allen möglichen Variationen tritt das Spiralmotiv auf, sei es in der Art wie bei dem Runenstein von Landeryds, wo nicht nur am Anfang des Schriftbandes, sondern auch an den zwischen den Kreuzblättern hervorgehenden Volutenformen die Spirale sich findet, sei es wie bei dem Runenstein von Gripsholm, wo das Runenschriftband selbst die Form der Spirale hat.

Alle diese Formmotive und Bildinhalte vereinigen sich in zwei besonders bemerkenswerten künstlerischen Gestaltungen, welche die alten Sigurd-Lieder in die Erinnerung bringen sollen. Da ist zuerst die gewaltige Darstellung des Sigurdrunensteines von Sundbyholm (Södermanland, Schweden). Man erkennt Sigurd, der dem Drachen Fafnir das Schwert in den Leib bohrt, dann den enthaupteten Regin, das Gerät der Schmiedewerkstatt: Hammer, Zange, Amboss und Blasebalg, dann Sigurd, der Fafnirs Herz am Feuer brät und den vom Blut Fafnirs verbrannten Finger in den Mund steckt. Auf den Zweigen des Baumes sitzen die Vögel, deren Sprache Sigurd nun versteht; am Baume ist Grani, der Hengst, angebunden. Der Baum selbst ist eine einzige Äther-Hieroglyphe, und überall, wo das Ätherische bei Mensch und Tier in der Architektur der Leiblichkeit eine Verstärkung erfährt, erscheint die Spirale.

Ist diese Sigurd-Runenzeichnung unmittelbar auf einer flachen Granitkuppe eines bewaldeten Hügels in majestätischer Grösse eingeritzt, so findet sich derselbe Bild-Inhalt auf dem hölzernen Türpfeiler einer alten norwegischen Stabkirche. Zwar fehlen hier die Runen, aber die Bild-Motive des Sigurd-Runensteines kehren wieder: Sigurd am Feuer mit dem schlafenden Regin, darüber die Äther-Hieroglyphe des Baumes mit den Vögeln und dem Hengst Grani, darüber die Tötung Regins durch Sigurd. Ganz oben ein anderes Bild aus diesem altnordischen Sagenkreis: Gunnar im Schlangenturm, gefesselt, mit den Füssen die Harfe spielend.

Durch das Hinblicken auf diese Bild-Inhalte erfahren wir etwas von den Vergangenheitskräften, die bei diesen altnordischen Völkern noch nachwirkten. Aber durch das Nach-Erleben der künstlerischen Formgestaltungen der Runenzeichnungen vermögen wir etwas zu erfühlen von dem aufkeimenden

Seelenleben dieser Völker. Rudolf Steiner schreibt über diese Völker: «Sie empfanden sich in froher innerer Kraftentfaltung, indem die Bewusstseinsseele in ihnen auflebte. In dieses spriessende Leben der heraufdämmernden Bewusstseinsseele fiel bei diesen Völkern der christliche Inhalt. Sie fühlten ihn als etwas in der Seele Auflebendes, nicht als etwas von aussen Gegebenes.»

Von dieser Tatsache sprechen die nordischen Runensteine.

Anselm von Canterbury

Das philosophische Denken, das in der Menschheitsentwicklung mit der griechisch-lateinischen Kulturepoche begann, vermag zu der Idee eines einheitlichen Weltengrundes vorzudringen, nicht aber zu der aus Freiheit und Liebe vollbrachten Tat auf Golgatha. Es kann diese Tat nur rückblickend in das Denken einbeziehen. Dafür vermag dieses Denken den Menschen mit einem Erleben des Selbstbewusstseins zu begaben, wie es bis dahin in der Menschheitsgeschichte noch nicht möglich gewesen war. Dieses Geschenk musste notwendigerweise erkauft werden mit dem Verlust anderer Seelenfähigkeiten, die es in älteren Zeiten ermöglichten, eine geistige Welt mit einer Stufenfolge von schaffenden Wesenheiten erlebend wahrzunehmen. Mit dieser Wahrnehmung war unmittelbar das Wissen von einem geistigen Weltenursprung gegeben.

Als das Mysterium von Golgatha sich vollzog, gab es noch Menschen, die jene alten Wahrnehmungskräfte durch eine sorgliche Schulung in sich beleben konnten. Vom dritten oder vierten nachchristlichen Jahrhundert an erloschen diese Fähigkeiten. Man hatte noch die lebendige Überlieferung von den Erlebnissen dieses Schauens. Ein in den griechischen Philosophenschulen und bei den Rhetoren geübtes Denken versuchte nun, diesen Überlieferungen eine Stütze zu sein. So entstand die erste Generation der grossen Kirchenväter Tertullian, Origenes, Hieronymus, Augustinus und anderer. Für diese Lehrer war die Tatsache einer Hierarchie wesenhafter Intelligenzen und die kosmisch-irdische Tat auf Golgatha eine durch die Überlieferung verbürgte Wahrheit.

In den folgenden Jahrhunderten verlöschen gerade bei den massgeblichen Persönlichkeiten, welche in der geschichtlichen Überlieferung genannt werden, die letzten Reste des alten Wahrnehmungsvermögens. Man weiss nicht mehr, welcher Grad von Realität der geistigen Welt zugeschrieben werden kann. Die dadurch auftretende Verwirrung zeigt sich in dem Verfall der Kirche und des Klosterwesens, in der Weltuntergangsstimmung des Jahres 1000, ferner in dem Investiturstreit, der die Superiorität der weltlichen oder geistlichen Macht – aber in beiden Fällen «Macht» – zur endgültigen Entscheidung bringen soll, besonders aber in dem Streit um das Abendmahl, der zwischen Berengar von Tours und Lanfranc entbrannte.

Da tritt eine neue Generation von Denkern auf den Plan. Es sind die Scholastiker. Diese erleben das Denken derart als innere Kraft, dass sie ihm die Macht zugestehen, die überlieferten Offenbarungswahrheiten vor dem eigenen Selbstbewusstsein zu rechtfertigen. Einer der ersten dieser Scholastiker ist Anselm von Canterbury.

Anselm ist im Jahre 1033 zu Aosta in Piemont (Italien) geboren. Er scheint von lombardisch-germanischer Abstammung zu sein. Die Namen des Vaters und der Mutter sind Gundulf und Ermenberga. Die Mutter ist eine tätige Christin. Anselms Sinnen geht schon in früher Jugend auf das Begreifen des Göttlichen. Aber nach dem Tode der Mutter gibt er sich mit allem Ungestüm dem Leben in der Sinnenwelt hin. Das Verhältnis zum Vater wird ein unerträgliches. Anselm verlässt heimlich die Heimat, durchzieht Burgund und Frankreich und wird schliesslich im Kloster Bec in der Normandie Schüler des vielgerühmten Lanfranc. Mit 26 Jahren lässt er sich in das Kloster aufnehmen.

Sein Ziel ist das Studium und die Betrachtung. Aber sosehr er sich dagegen bemüht, immer wieder werden ihm grosse äussere Pflichtenkreise zugewiesen. Als Lanfranc Abt von Caen wird, wird Anselm von den Mönchen einstimmig zum Prior des Klosters Bec bestimmt. Er verwaltet sein Amt mit der äussersten Gewissenhaftigkeit 15 Jahre lang, wird nach dem Tode des Abtes Herluin abermals einmütig an dessen Stelle gewählt, und als Lanfranc, der seit 1070 Erzbischof von Canterbury ist, im Jahre 1093 stirbt, wird Anselm das schwere Amt des Erzbischof-Primas von Canterbury übertragen.

Der Investiturstreit, der im Kampfe zwischen dem deutschen Kaiser Heinrich IV. und dem Papst Gregor VII. seinen

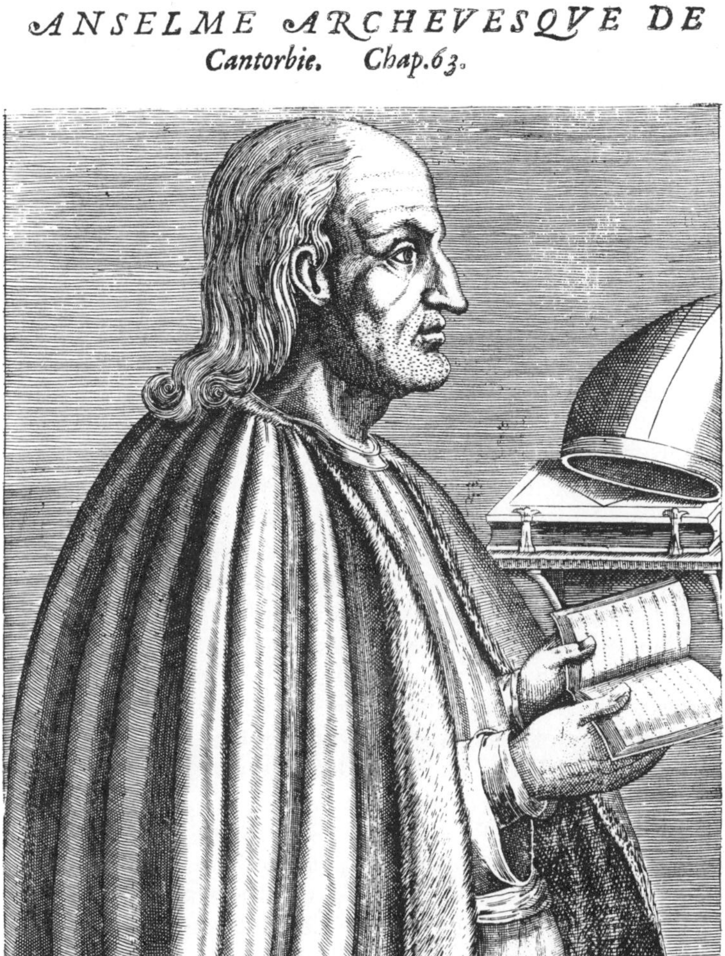

Abb. 13: Anselm von Canterbury (1033–1109)
Kupferstich aus dem 18. Jahrhundert.

äusseren Höhepunkt erreicht hatte, war gleichwohl mit dem Tode Gregors nicht beendet, sondern hatte darüber hinaus im ganzen christlichen Europa die Fragen der Abgrenzung von weltlichem und geistlichem Machtbereich verschärft. Auch in England unter dem Nachfolger Wilhelms des Eroberers, Wilhelm II. Rufus, hatte der Kampf zwischen Zepter und Krummstab immer leidenschaftlichere Formen angenommen. Anselm hatte sich in diesen Fragen persönlich an den Papst gewandt, hatte eine Reise nach Rom unternommen, da eine Rückkehr nach Canterbury inopportun erschien, zwei Jahre Asyl in Lyon genommen und war erst nach dem Tode Wilhelms auf die dringende und wie es schien freundschaftliche Einladung des neuen Königs Heinrich I. im September des Jahres 1100 wieder in Dover gelandet. Aber der Streit um den Lehenseid brach aufs neue aus und diesmal war es der König, der seinen Erzbischof nach Rom schickte zu weiteren Verhandlungen. Der neue Papst, Paschalis II., war jedoch unnachgiebig, abermals musste Anselm länger als ein Jahr Zuflucht in Lyon nehmen, endlich, nach einer persönlichen Aussprache zwischen dem König und dem Erzbischof, die im Jahre 1105 in der Normandie stattfand, kam eine Versöhnung zustande, und Anselm konnte die letzten Jahre seines Lebens in ungestörter hingebungsvoller Arbeit in Canterbury, wo er mit Jubel bei seiner Rückkehr empfangen worden war, verbringen. In der Frühe des 21. April 1109, es war in der Karwoche, starb er, nachdem er sein 75. Lebensjahr vollendet hatte.

Unter den Schriften Anselms sind zwei von besonderer Bedeutung geworden. Die erste ist das «Proslogium». In ihm ist der berühmte Gottesbeweis. Mit diesem Gottesbeweis – denn was man aus Erfahrung weiss, bedarf des Beweises nicht – ist ebenso der völlige Verlust der alten Geistwahrnehmung eingestanden, wie auch die Kraft des Denkens anerkannt, die dem Menschen das Selbstbewusstsein verleihen kann. Dass ein solcher Beweis, der durch Gedanken geführt wird, ebenso durch Gedanken widerlegt werden kann, liegt nahe genug, wenn die Voraussetzungen der Beweisführung nicht als erlebbare Tatsachen aufgezeigt werden können.

Anselms Gedankengang ist der folgende: Gott muss als das allervollkommenste Wesen gedacht werden. Existierte Gott nur in der menschlichen Vorstellung, nicht aber in der Wirklichkeit, so wäre er nicht das allervollkommenste Wesen, denn zu diesem gehört notwendigerweise das Sein. Also existiert Gott in Wirklichkeit. So leitet Anselm das Dasein Gottes aus dem Begriff des «ens perfectissimum» ab.

Da aber auch andere Zeitgenossen diese Kraft des Denkens in sich verspürten (wobei sie sich, ob Realisten oder Nominalisten, immer als selbst-tätig im Denken erlebten), fehlte es an Gegenbeweisen nicht. So schrieb der Mönch Gaunilo von Marmoutier eine Gegenschrift «liber pro insipiente», auf welche Anselm mit einem «liber apologeticus» antwortete, und manche Gegenschrift erschien noch, bis schliesslich Kant diesen ontologischen Gottesbeweis endgültig widerlegt zu haben glaubte.

Das andere bedeutende Werk Anselms trägt den Titel: «Cur deus homo?» (Warum ist Gott Mensch geworden?) Diese Schrift ist, wie es dem Zeitalter der Verstandes- oder Gemütsseele gemäss ist, in der Form des Dialogs gehalten. Anselm geht von dem Begriff der Satisfaktion aus. Er sagt: Der Mensch ist durch den Sündenfall in doppelter Weise schuldig geworden. Er hat nicht nur für die Sünde des Abfalles Gott Genugtuung zu geben, das heisst, Gott das wiederzuerstatten, was er ihm durch die Sünde genommen hat, sondern darüber hinaus für die Gott zugefügte Beleidigung Ersatz zu leisten. Das aber kann der Mensch nicht, denn seine Verschuldung ist unendlich gross. Aber auch Gottes Barmherzigkeit kann ihn nicht retten, denn die Gerechtigkeit Gottes muss Genugtuung verlangen. Es kann nur ein *göttliches* Wesen helfen, aber notwendig ist, dass die Satisfaktion von der *menschlichen* Seite ausgehe. Also muss der Erlöser in menschlicher Gestalt, aus Adams Geschlecht, erscheinen und sein Leben unschuldig zum Opfer bringen. Dieses Opfer ist unendlich gross. Für diese Grösse muss der Vater eine Vergütung geben, die der Sohn aber nicht für sich will, sondern sie der Menschheit zukommen lässt. Damit ist Gottes Barmherzigkeit und Gottes Gerechtigkeit in Einklang gebracht.

Dass aber Jesus ohne Sünde geboren werden kann, ist nur möglich durch die rückwirkende Kraft des Todes auf Golgatha.

Anselms Denken bewegt sich immer wieder um die Begriffe der Erbsünde und der Erlösung, zuletzt um den Ursprung der Seele. Aber dieses Denken, so sehr es sich für den Einzelnen als Stütze seines Glaubens erweisen mag, führt nicht zu einem Erkenntnisergebnis im philosophischen Sinne. Dafür löst es den Menschen immer mehr von seinen Ursprungskräften, verleiht ihm das Selbstbewusstsein und führt schliesslich zu der naturwissenschaftlichen Welt- und Lebensauffassung und damit zur Freiheit. Diese wäre nicht möglich unter Beibehaltung der alten Seelenkräfte. Und so muss die Menschheit um der Freiheit willen zu reinem Denken kommen, das sich nur zur Erfassung der Sinnestatsachen befähigt glaubt. Anselm von Canterbury steht für das europäische Denken des Mittelalters am Anfang einer solchen Entwicklung.

In Rudolf Steiners «Philosophie der Freiheit» wird das Ereignis von Golgatha nicht erwähnt. In einem Philosophie-Buch kann es keinen Platz haben. Aber die Philosophie der Freiheit zeigt, wie das Denken im philosophischen Zeitalter dahin gekommen ist, dass es von der sich selbst erlebenden Menschenseele zum Objekt der Beobachtung genommen werden kann. Damit ist die erste Geistbeobachtung auf *neue* Art gegeben. Von da aus lässt sich das Denken weiter erkraften, bis es zum reinen Wahrnehmungsorgan der Geistwirklichkeit wird. Damit kann das Ereignis von Golgatha wieder Geisterfahrung werden, Geisterfahrung des freien Menschen. Hier liegt der Ursprung der anthroposophischen Geisteswissenschaft.

«Soll die Ideenwelt der Erlösung nicht teilhaftig werden?»

Im Jahre 1250 stand Thomas von Aquino auf der Mitte seines Erdenlebensweges. Es war dies ein Schicksalsjahr der Welt- und Menschheitsentwickelung. Für einen Weltenaugenblick war die Menschheit losgelöst von der geistigen Führung, die sich sonst immer den Eingeweihten zu offenbaren vermochte. «Selbst solche Individualitäten, die in den vorhergehenden Inkarnationen schon hohe geistige Entwickelungsstufen erreicht hatten und die um das Jahr 1250 herum wieder inkarniert wurden, mussten eine Zeitlang eine vollständige Trübung ihres unmittelbaren Einblickes in die geistige Welt erleben» (Rudolf Steiner, «Die geistige Führung des Menschen und der Menschheit»).

Alle Entwicklung bedarf des Opfers. Aber zuerst muss etwas erworben werden, das dann hingeopfert werden kann. Der Mensch muss zum Schuldner der Welt werden. Er muss zum Egoismus kommen, damit er diesen einmal hinopfern kann. Im einzelnen Erdenleben muss der Mensch sich – vielleicht auf ganz egoistische Weise – Fähigkeiten aneignen, um diese wieder für andere fruchtbar zu machen. Aber auch von Inkarnation zu Inkarnation muss Erreichtes und Erworbenes wieder der Welt geopfert werden.

Was Aristoteles in seinem Erdenleben hinopferte, war die Geistesweisheit, die ihm in alten Zeiten zuteil geworden war. Er liess an deren Stelle die Denktechnik treten. Von dem, was in seinem Lehrer Plato noch an Geist- Erinnerung lebte (denn die platonischen Ideen waren schliesslich noch der letzte leuchtende Abglanz geistiger Wirklichkeit), löste sich Aristoteles. Er begründete die Formen der Logik und band diese Denkformen an die Erscheinungen der Sinneswelt. Dabei musste er das letzte Wissen von einem vorgeburtlichen Sein hinopfern. Die Menschenseele wurde für ihn das, was mit der physischen Leibeshülle zugleich aus dem allgemeinen Welt-Seelenprozess entstand und das nach dem Tode auf das Erdenleben nur zurückblickte. Der Gedanke der Beschränkung der menschlichen Seele auf ein Erdenleben liess das vorgeburtliche Sein aus dem Bewusstsein schwinden und die Erde zum alleinigen Wirkensfeld des Menschen machen.

Thomas von Aquino führte die Denktechnik des Aristoteles zu ihrem Höhepunkt. Was Aristoteles mit dieser Denktechnik im Hinblick auf die Natur und das Menschenwesen angeregt und erreicht hatte, Thomas opferte es hin. Für ihn gibt es nur einen einzigen Seeleninhalt, der wert ist, mit dieser Denktechnik ergriffen zu werden. Das sind die Überlieferungen der katholischen Kirche. Alle Betrachtungen, die Thomas anstellt über die Naturreiche, den Bau des Weltalls, den Erdenmenschen, werden nur im Zusammenhang gedacht mit den Überlieferungen des Alten Testamentes, der Evangelien, der Paulusbriefe, mit den Schriften des Augustinus, des Petrus Lombardus und anderer, deren Lehren die Kirche sanktioniert hatte. In diesen überlieferten Lehren sah Thomas einen Offenbarungsinhalt, der seine Rechtfertigung vor dem denkenden Bewusstsein durch die Methode des Aristoteles finden konnte.

Es war eine bedeutungsvolle geistesgeschichtliche Tatsache, dass von der Seite arabischer Denker derselbe Aristotelismus zur Rechtfertigung des Islams und zu der Ablehnung der christlichen Überlieferung benützt wurde. Was blieb anderes übrig, als den Nachweis zu führen, dass Averroës und seine Mitstreiter den Aristotelismus missverstanden hatten. Und doch war die Anschauung des Averroës eine logische Konsequenz von der Lehre des Aristoteles im Hinblick auf die menschliche Seele. Denn müsste es nicht konsequent sein, dass eine Seele, die mit dem Entstehen der physischen Leiblichkeit geschaffen wurde, auch mit dem Vergehen dieses Leibes wieder in eine allgemeine Weltenseelenhaftigkeit sich auflöste?

Zwei Dinge waren es, die Thomas veranlassten, dieser Lehre des Averroës entgegenzutreten. Das eine war die überlieferte Lehre der Kirche. An ihr wollte Thomas unbedingt festhalten. So stark festhalten, dass er jede seiner Gedankenäusserungen letztlich bedingungslos der Lehre der Kirche unterwarf. Das andere aber war das in dem tiefen Untergrund einer jeden

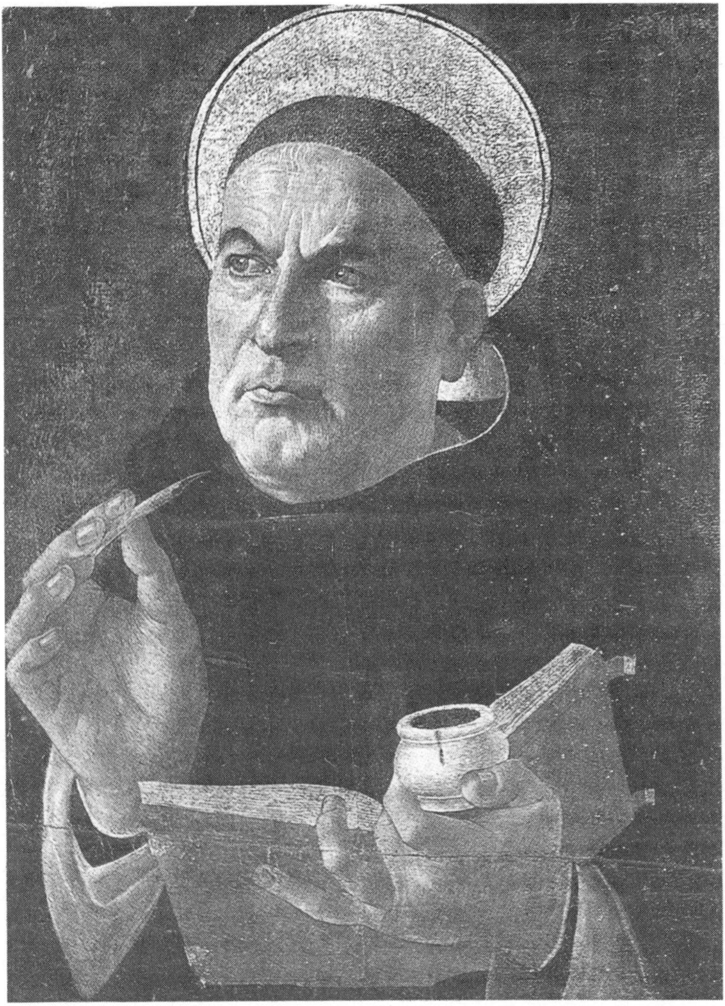

Abb. 14: Thomas von Aquino (1225–1274)
Sandro Botticelli, 1444–1510, Florenz.

Menschenseele schlummernde Wissen von der Ungeborenheit und der Unsterblichkeit der menschlichen Individualität.

Dieses Wissen leuchtete am Lebensende in Thomas'Bewusstsein herein, und vor diesem Leuchten versank alles, was Menschensatzung und Dogma-Offenbarung war, und deshalb konnte Thomas die erschütternden Worte über sein ganzes Lebenswerk sprechen: «Alles, was ich geschrieben habe, kommt mir vor wie Spreu.»

Deshalb musste er aus dem Gebiete seines nachtodlichen Seins zu denjenigen, die nun die Nachfolger und Nachvollzieher seiner Gedanken waren, die Worte sprechen:

> «Es halten unsre Brüder sich verpflichtet,
> Den Untergang der Geistessünde zu befördern.
> Sie können sich dabei auf jene Worte stützen,
> Die ich im Erdensein gesprochen.
> Sie ahnen nicht, dass diese Worte
> Sich lebend nur erzeugen können,
> Wenn sie im rechten Sinne fortgebildet werden
> Von jenen, welche meiner Arbeit Folger sind.»

Aus dem Mysteriendrama «Die Prüfung der Seele»
von Rudolf Steiner

Denn jeder Heidenbekehrer, jeder Judenfeind, jeder Ketzerrichter konnte sein Tun und Wirken unter Berufung auf die Lehre des Thomas von Aquino inskünftig rechtfertigen, und dies um so mehr, als diese Lehre sich löste von dem ihr zugrunde liegenden Vertrauen in die Geistwirklichkeit des Denkens. Und schliesslich siegte der Nominalismus, der dieses Vertrauen nicht mehr haben konnte, auf der ganzen Linie.

Was musste also zur geistgerechten Weiterentwicklung des Thomismus geschehen?

Es musste das Dogma der Offenbarung geopfert werden. Aber da in den auf Thomas folgenden Jahrhunderten dieses Dogma in ein anderes übergegangen war, in das Dogma der Erfahrung, das dann zum Postulat der Erkenntnisgrenzen und zum Dogma des stofflichen Ursprungs alles Seins wurde, was musste geschehen?

Rudolf Steiner gab die Antwort in seinen Vorträgen über Thomas von Aquino: «Da muss ‹das Dogma der Erfahrung›, wie ich bereits in den achtziger Jahren des vorigen Jahrhunderts geschrieben habe, ebenso überwunden werden wie auf der anderen Seite das Dogma der Offenbarung. Da muss tatsächlich rekurriert werden zu dem geistig-seelischen Inhalt des Menschen, zur Ideenwelt, die das Umwandelnde des Christus-Prinzips in sich aufnimmt, um durch den Christus in uns, das heisst in unserer Ideenwelt, die geistige Welt wiederum zu finden. Soll man denn durchaus dabei stehenbleiben, nur die Ideenwelt auf dem Standpunkte des Abfalles zu lassen? Soll die Ideenwelt der Erlösung nicht teilhaftig werden?»

Und auf diese Frage kann die Antwort gegeben werden: «Die erlöste menschliche Vernunft, die das wirkliche Verhältnis zu Christus hat, die dringt ein in die geistige Welt.» Aus dem Opfer des Thomismus ersteht die Anthroposophie.

Nominalismus und Realismus

Das Gegenwartsbewusstsein des Menschen hat sich aus früheren Bewusstseinsstufen herausentwickelt. Auf einer solchen Stufe hatte der Mensch ein dumpfes, unbestimmteres Selbstbewusstsein neben einem mehr bildhaften Gegenstandsbewusstsein. Noch in den ersten Jahrhunderten des Mittelalters erlebte der Mensch in allen Naturprozessen das Wirken geistiger Wesenheiten elementarischer Art. Die äusseren Formen der mineralischen, pflanzlichen und tierischen Natur, desgleichen die im Rhythmus der Jahreszeiten sich offenbarenden Naturprozesse waren Gebärden und Gesten geistiger Wesenheiten, die denkend und wollend tätig waren. Menschen konnten Zwiesprache halten mit solchen Geistern. Und aus dieser Zwiesprache konnte der Mensch, der als Bergmann, Bauer, Fischer oder Jäger an der Umgestaltung der Natur mitwirkte, die Ideen für sein Tun bekommen. Diese Ideen traten aber nicht in festumrissener Gedankenform auf, sondern als bewegliche vielsagende Bilder, die beim Sinnesanblick der Natur unmittelbar sich einstellten. Ohne bewusstes Nachdenken, vielmehr durch halbträumendes Schauen «wusste» der Mensch, was zu tun war.

Es war eine bedeutsame Erkenntnis-Wende, als der Mensch, der die Gedanken und Ideen bis dahin dankbar als Gaben der realen Naturgeistigkeit hingenommen hatte, zu dem neuen Erlebnis kam, dass er ja selbst ein Tätiger sein konnte im Bilden von Gedanken, dass also Gedanken sich als Eigenerzeugnis der Seele einstellten. Die Folgen eines solchen Erlebnisses mussten unabsehbar sein. Denn war bis zu diesem Zeitpunkt – Rudolf Steiner weist darauf hin, dass um das neunte nachchristliche Jahrhundert dieses Erlebnis für manche Menschen eintrat und im Laufe der folgenden Jahrhunderte immer mehr Allgemeingut der Menschheit wurde – das Aufleuchten eines Gedankenbildes in der Seele die unmittelbare Bürgschaft für die wesenhafte Wirklichkeit einer geistigen Welt gewesen, so trat jetzt ein ganz neues Selbstgefühl auf, das möglicherweise die geistige Welt als Illusion hinstellen konnte. Zwar mochte das unmittelbare Schauen der höheren geistigen Wesen für die meisten Menschen schon vor dem charakterisierten Zeitpunkt aufgehört haben, man hatte doch immer noch ein lebendiges Bewusstsein von der Existenz dieser Wesen, so wie etwa ein Wanderer aus dem von einer fernen Hütte aufsteigenden Rauch oder aus einer Fussspur im Sande die Überzeugung von der Nähe menschlicher Wesen hat.

Zu allen Zeiten hat es Menschen gegeben, die über ihr unmittelbar persönliches Wirkensfeld hinaus sich der Gesamtmenschheit und ihrer Entwicklung verpflichtet fühlten. Solche Menschen mussten in der neu erstandenen Seelenfähigkeit eine grosse Gefahr erblicken. Sie mussten sagen: Bisher waren die in unseren Seelen aufkeimenden Gedankenbilder noch lebendiger Beweis für das Dasein und Schaffen göttlich-geistiger Wesenheiten, die in vergangenen Zeiten in all ihrem himmlischen Leuchteglanz erblickt worden waren. Was soll geschehen, wenn Menschen dem Wahne verfallen, sie seien es selbst, die als Menschen die Gedanken in ihrem eigenen Selbst erzeugen? Aufhören muss ja dann das Wissen von der Wirklichkeit einer geistigen Welt. Zweifel über das Göttliche werden kommen. Gottentfremdung wird die Folge des Zweifels sein. Und Gottentfremdung wird die Menschheit zur Selbstzerstörung führen. Deshalb muss alles daran gesetzt werden, dass Menschen immer wissen können: Im Gedanken über eine Sache ist mir die geistige Wirklichkeit der Sache verbürgt. Gedanken sind *Realitäten,* die durch die Gnade hoher Geistesmächte in der Menschenseele offenbar werden dürfen.

Solcher verantwortungsvollen Meinung gegenüber stand nun die stetig wachsende Zahl derer, die in frohem Selbstbewusstseinsgefühl betonten: Wir sind es, die in unserer Seele Gedanken bilden dürfen. Durch diese Gedanken können wir die mannigfaltigen Dinge der Welt unterscheiden und erklären. Durch Gedanken können wir uns mit den anderen Menschen verständigen, die dieselben Gedanken in ihrer Seele ausbilden. Durch unsere Gedanken geben wir den Dingen der Welt ihre *Namen.* Dadurch fügen wir zu der ohne uns schon fertigen Welt etwas Neues hinzu durch die Tätigkeit unserer Seele. Gedanken sind nicht geistige Realitäten, sondern von uns gebildete *Namen.*

Diese unterschiedliche Erlebnisart fand ihren geschichtlichen Niederschlag in dem Kampf zwischen den Realisten und Nominalisten. Dieser Kampf währte durch viele Jahrhunderte. Er dauert heute noch an. Als die Scholastik im 13. Jahrhundert ihre Hochblüte erreichte, waren die Führer der Realisten die Dominikaner Albertus Magnus und Thomas von Aquino. Nichts hatte es gefruchtet, dass hundert Jahre vorher durch den Beschluss der Synode von Soissons (1092) der Nominalismus für ketzerisch erklärt worden war, denn Seelenerlebnisse lassen sich nicht durch Beschlüsse wegdekretieren. Die Realisten selbst fühlten gut genug dieses Eigentätigsein der Seele beim Bilden von Gedanken. Das war ja als erlebbarer Tatbestand gar nicht zu leugnen. Aber wie sollte man die geistige Überlieferung halten können, wie sollte man die Evangelien als göttliche Offenbarungen weiterhin verstehen können, wenn schon die ganze arabische Welt diesem Nominalismus huldigte und immer weitere Kreise der Christenheit über diesem Erleben des Gedankenbildes die geistige Welt verloren? Musste nicht eine Art der Naturbetrachtung heraufziehen, die nur das Geistverlassene, das Entseelte, das Tote zu denken imstande war? Konnte denn mit dem Nominalismus die Realität des Altarsakramentes noch erfahren werden?

Diese Befürchtungen der Realisten erwiesen sich immer mehr als wohl begründet. Aber sie konnten die Entwicklung nicht aufhalten. Der Nominalismus musste auf allen Gebieten siegen. Nur kleinere Menschenkreise, die treu für sich eine spirituelle Überlieferung hüteten und weitergaben, konnten noch ein Wissen von der geistigen Welt bewahren. Mit dem Heraufkommen des Zeitalters der Bewusstseinsseele zu Beginn des 15. Jahrhunderts wurde – wie Rudolf Steiner auf Grund der Ergebnisse der Geistesforschung schildert – die Intelligenz, die bis dahin noch mit den Herzkräften des Menschen verbunden war, eine Angelegenheit des Kopfes. Daher Verwirrung überall in den menschlichen Wechselbeziehungen. Streitigkeiten über die Gültigkeit der Sakramente. Verlust der kirchlichen Autorität. Überall machtvoll sich offenbarender Eigenwille der Menschen. Ein neues Beobachten der Naturerscheinungen, Erfindungen und Entdeckungen.

In dieser Zeit – es war im 15. Jahrhundert – unternahm es nun *ein* Mann, die neuen Seelenkräfte, die den Menschen zum aktiven Gedanken-Bilden befähigten, so zu lenken, dass durch sie Gedanken über die geistige Wirklichkeit ebenso ausgebildet werden konnten wie über die leblosen Naturerscheinungen. Ein Mann, der nichts Geringeres wollte, als der neu erstehenden Naturwissenschaft eine ergänzende Geisteswissenschaft zur Seite zu stellen. Das war der deutsche Kardinal Nikolaus von Kues (1401–1464), der mit seiner tiefen Erkenntnissehnsucht und mit seinem kraftvollen Erkenntnisstreben ganz einsam in seinem Jahrhundert stand. Darum wurde er auch vergessen.

Er war der Letzte der wahrhaft grossen Realisten. Aber er schätzte auch die neue Seelenkraft. Er bekämpfte den Nominalismus nicht. Er wusste, dass der Mensch nur auf diese Weise zunächst zu einer Erkraftung seines Selbstbewusstseins kommen konnte und dass es notwendig war, dass der menschliche Wille in das Gedankenschaffen hereinwirkte. Darum war der Kardinal dem jetzt beginnenden vergleichenden naturwissenschaftlichen Denken voll zugeneigt. Er übte es selber mit Hingabe. Er registrierte Gestirnbeobachtungen, sprach von einer Achsendrehung der Erde, entwarf die erste Karte von Europa, schrieb das erste Physikbuch (über Versuche mit der Waage) und beförderte die neue Forschungsart, wo immer er konnte.

Doch war er auch zutiefst davon überzeugt, dass die neue Seelenkraft nicht unbedingt zur blossen Abkehr vom Geiste führen müsse, sondern dass sie auch vom Menschen so gelenkt und verstärkt werden könne, dass durch sie eine ganz neue Geist-Erkenntnis und Geist-Erfahrung möglich würde, ein Weg vom Denken zum Schauen. In vielen Schriften versuchte der Kardinal seinen Zeitgenossen die Möglichkeit dieses Erkenntnisweges zu begründen, er fand keinen Widerhall.

Durch seinen Lebensschicksalsweg war er ein Mann der Kirche geworden. Dadurch war ihm viel persönliches Leid beschieden. Die *Kirche* war für ihn eine geistige Realität. Die *rö-*

mische Kirche, deren periodische Verfallserscheinungen er nur zu deutlich sah, wurde es immer weniger für ihn. Trotzdem verfasste er noch in seinen späteren Lebensjahren einen «Entwurf zu einer General-Reform der Kirche». Die Quintessenz dieses Entwurfs kann man in Sätzen wie den folgenden finden: «. . . Das Leben eines Jeden ist nämlich durch die Begriffsbestimmung seines Namens bestimmt . . . z.B. müssen die Kardinäle (vom Lateinischen cardo, die Türangel) die festen Angeln der Kirche sein, in denen alle Bewegungen ihren festen Haltepunkt und alles Wogen seinen festen Ruhepunkt erhält . . .» Hier zeigt sich Nikolaus von Kues in leuchtender Art als Realist. Doch seine Erkenntnishaltung wurde weder von seinen Zeitgenossen noch von seinen Nachfolgern eingenommen.

So entwickelte sich dann im 16. und in den folgenden Jahrhunderten eine nur auf die sinnlich wahrnehmbaren Formen gerichtete Wissenschaft, die immer mehr den letzten realen Zusammenhang mit dem Übersinnlichen verlor. Und nur durch die Bewahrung gewisser Instinkte und Traditionen konnte das Menschenleben weitergeführt werden.

Mit dem Ende des 19. Jahrhunderts verloren auch diese Instinkte und Traditionen ihre letzten Tragekräfte. Die Folgen dieses Verlustes zeigen sich in den sozialen Katastrophen unseres Jahrhunderts.

Durch Rudolf Steiners Erkenntnistat wurde wieder ein Weg eröffnet, auf dem das Geistige im Menschenwesen zum Geistigen im Weltall gelangen kann. Damit ist ein ganz neues Verhältnis zu Nominalismus und Realismus gegeben. Für Rudolf Steiner wurde das Problem Nominalismus – Realismus zum eigenen Seelenproblem, dessen Lösung nur durch Erkenntnisschmerzen möglich war. Waren nicht die Allgemeinbegriffe der Menschen immer mehr nominalistisch geworden? Waren nicht die allermeisten Worte des neueren wissenschaftlichen, technischen und sozialen Lebens nur noch Namenhülsen, hinter denen kein lebendiger Gedanke mehr stand? War denn mit einer chemischen Formel noch auf eine geistige Realität gewiesen? Musste man nicht so und so viele Begriffe der neueren Physik einfach nominalistisch hinnehmen? War nicht im sozialen Zusammenhang der Menschen das Sprechen nur noch ein Wort-Gebrauch ohne Gedankenverpflichtung?

Aber man konnte ja das Denken beobachten in seinem lebendigen Prozess. Der Hinweis auf die Beobachtbarkeit des Denkens ist von der weitesttragenden Bedeutung. Rudolf Steiner brachte diesen Hinweis in der «Philosophie der Freiheit» erstmalig in exakter Art in das neuere Erkenntnisringen herein. Also der erkennende Mensch muss etwas tun. Er muss die Seelenkraft, die der Nominalismus erlebte, verstärken und auf bewusste Art üben. Er muss sich ihrer betrachtend bewusst werden. Dann enthüllt sich, dass diese Kraft des Denkens durch sich selbst schon etwas rein Geistiges ist. Dann kann von dieser erfahrenen realen Geistigkeit zum Erleben und Erkennen der Weltengeistigkeit geschritten werden. Das ist der Ausgangspunkt der modernen Geisteswissenschaft, der Anthroposophie.

Berufung und Zeitaufgabe

Zum Lebensgang von Franz von Assisi

Wer das Geschichtsleben der Menschheit betrachtet, kommt immer wieder zu der Frage: Wie kann es geschehen, dass durch einzelne Menschen Wirkungen zustande kommen, die sich auf weite Erdenräume und durch lange Zeitenläufe hindurch erstrecken, während es doch unzählige Menschen gibt, die in ihrer Art Tüchtiges geleistet haben, aber dieses Tüchtige auf einen engen Lebenskreis in Zeit und Raum beschränkt blieb?

Eine Antwort auf diese Frage lässt sich nicht auf verstandesmässig-rationalistische Art geben. Aber ein Vergleich, den Rudolf Steiner immer wieder gebrauchte, kann dorthin führen, wo eine solche Frage sich lebensgemäss selbst beantwortet.

Man denke sich das Samenkorn einer Pflanze. Dieses Samenkorn, in die entsprechenden Daseinsbedingungen gebracht, lässt eine neue Pflanze aus sich hervorgehen, die ihrerseits wieder Samenkörner auswirft, die wiederum zu Pflanzen werden können. Aber andere Samenkörner entziehen sich dieser Bestimmung, sie werden zur Nahrung anderer Wesen oder sie finden nicht die Bedingungen zur Fortpflanzung und verfallen und dienen noch in ihrem Zerfall dem Ganzen.

Geisteswissenschaftlich gesehen, handelt es sich dabei um die Wirksamkeit derjenigen Bildekräfte, die man mit dem Ausdruck des «Ätherischen» bezeichnet. Jedes Lebewesen wächst und pflanzt sich dadurch fort, dass es einen eigenen «Ätherleib» hat, der auf gleiche Art mit einer ätherischen Umwelt in Verbindung steht, wie der physische Leib eines Wesens seine reale Verbindung mit den Stoffen und Kräften einer physischen Aussenwelt hat.

Aber nicht nur das individualisierte Lebewesen hat seinen «Ätherleib». Auch das, was der Mensch denkt und tut, kann mit einem solchen Ätherleib begabt werden. Dann werden die aus der *Seele* des Menschen hervorgehenden Gedanken und Taten in einer ungeahnten Art zur Vermannigfaltigung kom-

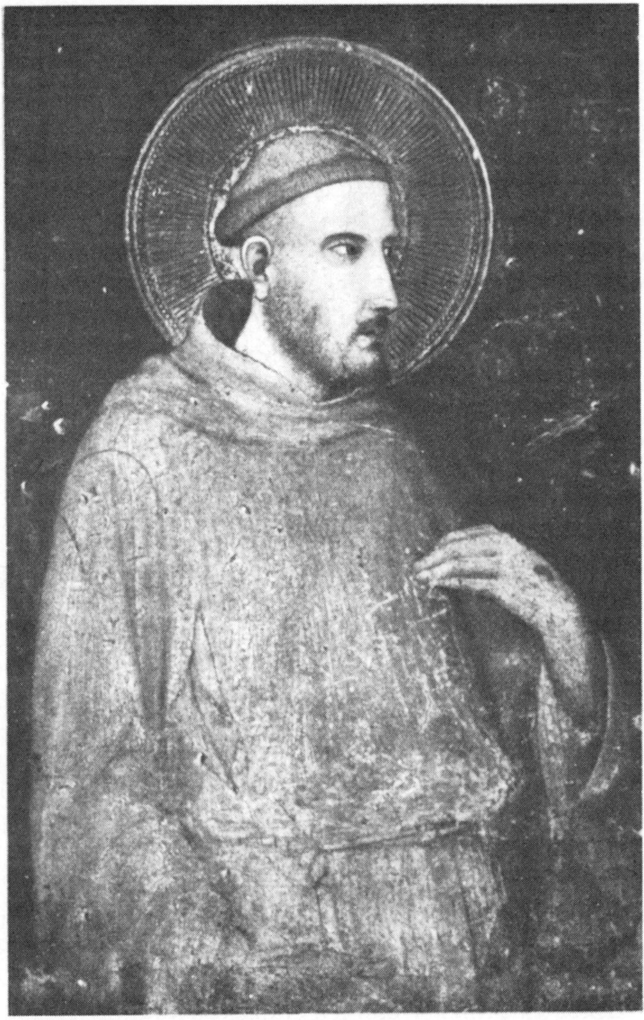

Abb. 15: Franz von Assisi (1181–1226)
Simone Martini, um 1300, Assisi, Chiesa Inf. di S. Francesco.

men können. Dann entstehen Weltwirkungen aus diesen Gedanken und Taten.

Diese Begabung der Seele mit Impulsen, die sich den wirkenden Ätherkräften mitteilen, geschieht durch die höheren Wesen der geistigen Welt, die in das Menschengeschehen im Zeitenlauf immer wieder eingreifen. Nur aus solchen Erkenntnisvoraussetzungen kann das verstanden werden, was durch eine so bedeutende Individualität wie Franz von Assisi geschah.

Man gebraucht mit Recht den Ausdruck «Berufung», wenn eines Menschen Wesen in dieser Art von einer höheren geistigen Macht durchkraftet wird. Und man kann dann staunend wahrnehmen, wie von einem solchen Menschen Kräfte ausgehen, welche sich auf andere Menschen übertragen. So entstehen neue Gemeinschaften, die sich nicht auf Blutzusammenhänge oder überlieferte Lebensformen gründen, sondern auf geistige Impulse, die durch besonders auserwählte Menschen wirken.

Nichts charakterisiert die Wirkensart des heiligen Franziskus besser als die Schilderung seiner Redeweise durch den Biographen Thomas von Celano, der folgendes berichtet:

«Obgleich der Evangelist Franziskus derb und ungelehrt den Ungelehrten predigte, weil er wusste, dass Kraft weit mehr vonnöten ist als Worte, führte er doch unter geistig fähigeren Leuten lebendig machende und tiefe Reden. In kurzen Worten drückte er aus, was kaum auszusprechen war, mit feurigen Bewegungen und Winken riss er die Hörer mit sich fort zum Himmlischen. Er warf nicht mit ausgetüftelter Logik um sich, er wollte seine Reden nicht mit fremden Federn schmücken. Die wahre Kraft und Weisheit, Christus, gab seiner Rede die Kraft. Einst sprach ein Arzt, ein gelehrter und beredter Mann: ‹Während ich die Predigt der andern Wort für Wort im Gedächtnis behalten kann, entschwindet mir allein das, was Franziskus vorbringt. Wenn ich einiges davon im Gedächtnis festhalten will, scheint's mir immer wieder nicht dasselbe, was zuvor seinen Lippen entströmte.› »

Mit genauen Worten ist hier auf das Überpersönliche hingewiesen, das wie ein lebendiger Kraftstrom sich in andere Menschenseelen ergiessen kann. Es ist christliches Lebensblut.

Doch muss für unsere Gegenwart noch auf anderes hingewiesen werden. Die geistige Welt, welcher der Mensch angehört, ist nicht nur die Summe der guten göttlich-geistigen Wesen. In ihr sind auch die geistigen Gegenmächte wirksam. In der Geisteswissenschaft spricht man von luziferischen und ahrimanischen Wesenheiten, die den Menschen von seinen Ursprungskräften und Entwicklungszielen abbringen wollen. Diese Widersachermächte haben heute ungehindert Zutritt zur Menschenseele. Von ihnen aus können heute Wirkungen ausgehen, die nicht minder umfangreich sind als es diejenigen waren, die von Franz von Assisi ausgingen. Aber diese Wirkungen sind verhängnisvoll. Die Menschen, von denen solche Wirkungen in unserer Zeit ausgehen, sind von den Dämonenkräften der Widersachermächte besessen.

Wo aber Gutes in unserer Zeit gewirkt werden soll, da kann es nur geschehen, wenn der Mensch in bewusster Art, in Freiheit und Liebe sich erkennend der geistigen Welt zuwendet. «Die guten göttlich-geistigen Wesen wollen nicht, dass der Mensch zu ihnen fleht. Sie wollen, dass der Mensch sich mit ihnen verbünde. Das kann er, wenn er mit liebevoller Art sich den Gedanken der Geisteswissenschaft zuwendet» (R. Steiner, 1. 10. 1923).

Solche Gedanken werden dann auf neue Art wirksam. Und der Mensch darf der Keimkraft dieser Gedanken vertrauen.

«Dante und die Gegenwart»

Wer Umschau gehalten hat in Zeitungen und Zeitschriften, welche Artikel und Aufsätze brachten zur Wiederkehr des 700. Geburtstages des grossen Dichters, wer die Berichte las über die Festreden, die an Universitäten und Akademien gehalten worden sind von Persönlichkeiten des öffentlich bekannten zeitgenössischen Geisteslebens, der musste uneingeschränkt zugeben, dass viele Verstandeskräfte bewegt wurden, um den Erkenntniszugang zum Lebenswerk und zur Persönlichkeit Dantes für unsere Zeit neu zu erschliessen. Man könnte mancher Aussage durchaus Anerkennung und Lob zollen.

Würde man alle diese Publikationen sammeln und geschlossen neu herausgeben – (es gäbe natürlich sehr viele Bände in vielen Sprachen!) –, so würde eine solche Veröffentlichung aber vielleicht doch viel mehr ein Spiegelbild des Gedankenlebens des 20. Jahrhunderts sein als ein wirkliches Erkenntnislicht, welches die rätselhafte Gestalt Dantes und sein oft noch rätselhafteres Werk zu erhellen vermag.

Woran liegt dies?

Daran, dass der Verstand, der in so grossartiger Weise Naturgesetze feststellen und diese Gesetze in den mannigfaltigen Gestaltungen unseres Zivilisationslebens zur praktischen Anwendung bringen kann, letztlich doch ohnmächtig ist, wenn es gilt, ein Kunstwerk seinem Wirklichkeitswert gemäss zu erleben oder die geistigen Grundlagen der Welt und deren Werdekräfte zu erfassen.

Der Verstand glaubt nicht, dass Ehrfurcht und Liebe die wirklichen Grundvoraussetzungen der höheren Erkenntnis sind.

Und er weiss nicht, dass es neben der Welt, die er mit seinen Kräften zu erfassen vermag, eine geistige Welt gibt und dass diese geistige Welt ebenso Gegenstand einer exakten – aber höheren – Erkenntnis werden kann.

Dieses Nichtwissen spiegelt sich leider deutlich genug in den erwähnten Publikationen.

Denn da wird immer wieder gesprochen von der dichterischen Phantasie Dantes, welche die Bilder der Hölle, des Fegefeuers und des Paradieses geschaffen habe, dass diese Bilder aber doch eben «Phantasiegemälde» seien, denen weiterhin kein Realitätswert zugesprochen werden dürfe, dass sie zur Warnung der Zeitgenossen entworfen seien und dass in ihnen letztlich doch ein allgemein verbreiteter «mittelalterlicher Aberglaube» zum Ausdruck komme. Es wird dann dieser Ausdruckskraft allenfalls noch ein hohes Lob gezollt.

Auf der anderen Seite bemühen sich die Zeitgenossen um eine neue «Auslegung» des dichterischen Hauptwerkes von Dante. Man untersucht die Aussagen des Dichters auf ihren «Symbolwert». Die Gestalt Beatrices ist im Dantejahr wieder Gegenstand neuer Auslegungsbemühungen geworden. Man hat auch wieder untersucht, aus welchen Quellen Dante geschöpft hat. Man kam zu der Feststellung, dass Dantes Kenntnis der Antike doch nur eine sehr eingeschränkte gewesen sei und dass ihm die allermeisten Werke der Dichter und Philosophen des klassischen Altertums gar nicht oder nur in höchst unvollständigen Auszügen bekannt gewesen seien.

Und man hat viele Bemühungen gemacht, um Dante für die eine oder andere Art der Weltanschauung oder des religiösen Bekenntnisses als Kronzeugen oder Rechtfertiger zu gewinnen. Von nationalen oder anderen Ambitionen ganz zu schweigen.

Aber jetzt, da die obligaten Festlichkeiten und Berichterstattungen vorüber sind, erscheint ein kleines Buch: «Dante und die Gegenwart». In diesem Buch sind zehn Essays von Albert Steffen vereinigt. Die Zusammenfassung geschieht in der chronologischen Reihenfolge der Entstehung. Und dadurch kommt ein neues Kunstwerk zustande, das überrascht. Denn wenn die Niederschrift der einzelnen Arbeiten sich auf einen Zeitraum von mehr als vier Jahrzehnten verteilt, so könnte man vielleicht denken, dass eine solche Zusammenstellung entweder Willkürliches und Widersprüchliches zeige oder im anderen Falle nur ein und dasselbe Motiv wiederhole. Nichts von beidem! Sondern wie aus einem Samenkorn eine Pflanze sich bildet, die Wurzel nach unten senkend, den Spross nach oben sich bildend, wie nun Blatt auf Blatt in Metamorphose sich ausgestaltet, wie eine höhere Zusammenfassung in Kelch und Knospe, eine höchste Entfaltung in der Blüte sich offenbart, um zum letzten Male alles zusammenzubilden in dem Samenkorn, aus dem das künftige Neue entstehen will, so auch in diesem Kunstwerk, das Zeugnis ablegt vom künstlerischen Schaffen eines Erkennenden und Liebenden.

Betrachten wir den Liebenden zuerst. Da ist keine Zeile in den zehn Essays, die nicht herausentstanden wäre aus der reinen Verehrung für Dante. Das ist nicht nur die Liebe zu der Persönlichkeit, die vor siebenhundert Jahren ihren prüfungsreichen Erdenlebensweg begonnen hat, sondern es ist die Liebe zur ewigen Individualität, die in unablässiger Wandlung zu immer höheren Kreisen innerhalb der Menschheitsentwicklung schreiten will. Vor einem solchen Wandlungsstreben verschwindet das, was dem blossen Zeitlichen und Vergänglichen angehört und was bei anderen zur kleinlichen Kritik führen mag. Solche Kritik führt nur von Missverständnis zu neuen Missverständnissen. Der echte Geistesschüler aber ist kein Kritiker, sondern ein Liebender. Und dem Liebenden werden die Augen aufgetan. Er wird dadurch zum Erkennenden.

Was ergibt nun eine solche auf Ehrfurcht und Liebe gegründete Erkenntnis im Hinblick auf Dantes Werk? Zunächst die Einsicht in die grosse Folgerichtigkeit dieses Werkes. Wenn Dante in seiner «Monarchia» sagt: «Die höchste Kraft im Menschen ist das durch ein intellektuelles Vermögen wahrnehmende Sein», und wenn sich Dante in solcher Aussage auf den arabischen Ausleger des Aristoteles, Averroes, stützt, so muss er, wenn er die Glaubenswahrheiten der Kirche nicht fallenlassen will, mit Notwendigkeit zum Richter werden. Albert Steffen sagt: «Die ‹Komödie› gibt sich als ein gewaltiges Gericht, als die Vorstufe des Jüngsten, das die Kirche in Aussicht stellt. Alles erscheint moralisch: Sterne, Meer, Gewitter, Schnee, Berg, Tiere, Wälder, Wiesen, Blumen, Städte . . . die Welt ist in die Seele hereingenommen und lebt darin als Gleichnis einer eschatologisch-juristischen Idee. Dante richtet endgültig.»

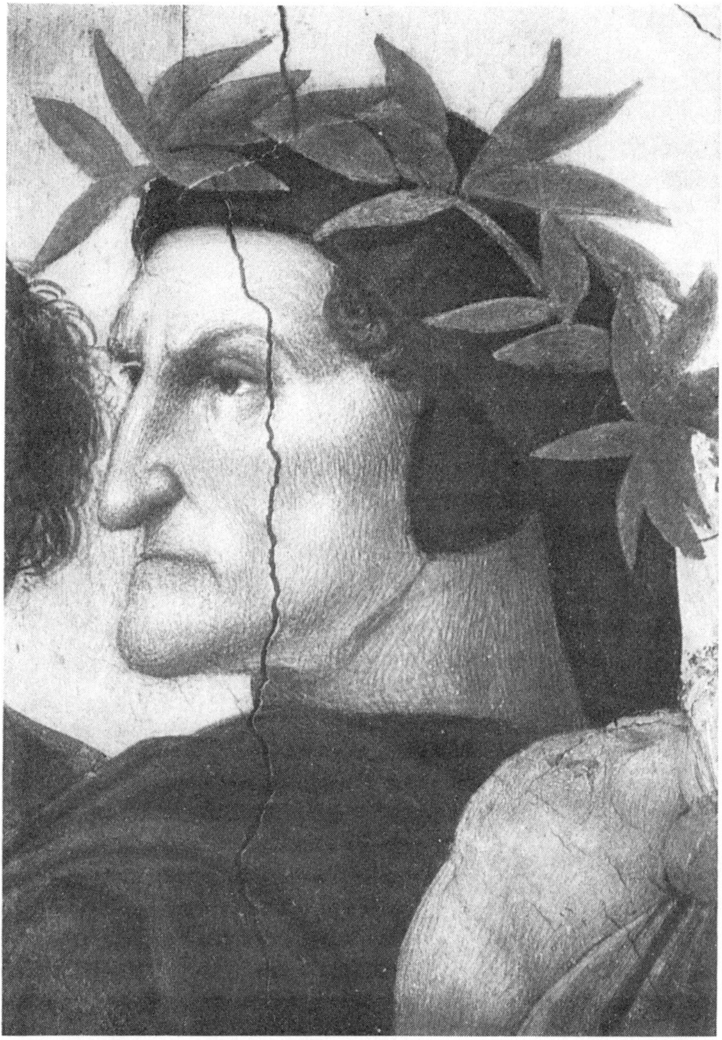

Abb. 16: Dante (1265–1321)
Aus Raphaels «Disputa», Vatikan Rom.

Die Verstandeskraft, das intellektuelle Vermögen, diese Kraft, die Dante besass, «sie war am Platze, wenn sie das Sterbende richtete, aber nicht, wenn sie dem Werdenden den Weg zur Wiedergeburt verbaute». An dieser Stelle zeigt Albert Steffen, wie Goethes «anschauende Urteilskraft», welche das Werdende und damit die Urphänomene zu erfassen vermag, imstande ist, die Freiheit des Ich zu retten. Er stellt dem Richterspruch Dantes die Auferstehungskräfte von Goethes Geistesart gegenüber: «So wie man sagen darf, dass die Pyramiden nicht weniger gewaltig sind dadurch, dass sie nicht mehr dem Zwekke dienen wie ehedem, der Aufbewahrung toter Herrscher, so darf man behaupten, dass die ‹Göttliche Komödie› gigantisch bleibt, auch wenn das Leben, das sie errichtet, sich fortentwikkelt und andere Formen angenommen hat. Zu Dantes Zeit war jene Form die rechte und diente der Entwicklung am besten. Aber die Seelen wären eingekerkert geblieben, ohne die Goethesche Geistesart.»

Diese Geistesart führt in lebendiger Folgerichtigkeit zur Anerkennung und zum Erlebnis der Wirklichkeit der Reinkarnation.

«Dante vermochte das Schicksal der Ichheit, die sich immer wieder reinkarniert, nicht zu erfassen, erstens, weil er überhaupt nicht an die Präexistenz der menschlichen Entelechie glaubte (das Dogma der Kirche verbietet es), und zweitens, weil er von der Prädestination überzeugt war. Statt zu der Tatsache der wiederholten Erdenleben gelangte er zu den Begriffen der Seligkeit und Verdammung. Sein Gedicht musste diese unerbittliche Gesetzmässigkeit besitzen, und das macht seine Grösse aus, damit die Seelen in sich selber eine Geistesart erringen sollten, die sie aus der Gruft befreien konnte. Seit aber solche durch sich selber frei gewordene Seelen existieren, hat die Göttliche Komödie ihre Aufgabe erfüllt.»

So schreibt der achtunddreissigjährige Albert Steffen in dem Aufsatz *Dante und Goethe.*

Vierundzwanzig Jahre später eine Steigerung dieses Motivs.

Jetzt ist es nicht nur die anschauende Urteilskraft, die es der

Welt gegenüber zu erringen gilt. Jetzt muss dieselbe Kraft sich auf die *Individualität* richten. Daraus entkeimt die Ordnung des Schicksals.

«Das wird nicht nur durch die Geisteswissenschaft Rudolf Steiners im allgemeinen evident, sondern auch durch seine Mysterienspiele im besonderen.

Diese beiden Errungenschaften (anschauende Urteilskraft und Ordnung des Schicksals) werden einer Dichtung, die das Übersinnliche als Motiv-verleihend in ihr Stoffgebiet einbezieht, ein ganz anderes Gepräge geben, als es die *Göttliche Komödie* hat. Sowohl die starren Formen werden sich wandeln als auch die abgeschlossenen Schicksale. Und zwar bei jedem Dichter auf eine immer wieder neue Weise.

Dies auszusprechen ermöglicht nur die allergrösste Ehrfurcht, die man vor dem Genius Dantes, des grössten Dichters des Mittelalters, hat.»

Und wieder sechzehn Jahre später – der Dichter Albert Steffen steht in seinem achtundsiebzigsten Lebensjahr – erblüht in wunderbaren Farben das Blumenkleinod der *Begegnung von Dante und Giotto.*

Ist eine Steigerung noch möglich?

Nein.

Aber alles Geschaffene kann sich noch einmal konzentrieren zu einem Gebilde, das viele Samenkörner in sich birgt, die, ausgestreut in aufnahmebereite Menschenseelen, zu neuen künftigen Gestaltungen sich wandeln können.

In seinem letzten Lebensjahr gibt uns Albert Steffen noch die Schilderung von einem *Kunstbetrachter im Taufhaus* Dantes. Und im Anblick der farbigen Bilder des Baptisteriums, die sich schon vor siebenhundert Jahren über dem Knäblein wölbten, das dort von seinen Eltern zur Taufe getragen wurde, erschliesst sich ihm die wissende Geisterfahrung:

« . . . hier auf der Erde gilt es künftig, mit den erlangten Himmelskräften im Sinne dessen, der von der Sonne kam, des Christus, zu wirken: Mit der Kraft, von ihm, dem Sonnensohn, verliehen, die Erde zu verwandeln, mit den Füssen sie zu beschreiten und die Menschengeschicke zum Guten zu wenden, mit den Händen zu schaffen und die Gefilde der Erdbewohner schöner zu gestalten, mit dem Haupte den Weg vom Sterben zum Auferstehen zu weisen.

Da trat ihm wiederum das Mittelpunktsgemälde im Taufhaus an dessen Kuppel vor das Auge: Christus, der sich aus dem Grabe erhebt, zwischen dem Paradies und dem Jüngsten Gericht.

Aber er wusste nun, dass der gegenwärtige Dichter zu dem mittelalterlichen Bild die Erkenntnis von den wiederholten Erdenleben fügen soll.»

Das Dantejahr hatte durch Albert Steffens Werk seine rechte Würdigung erfahren.

Johannes Tauler (1300–1361)

Das Jahrhundert, das dem Beginn des Zeitalters der Bewusstseinsseele vorangeht, wird von Rudolf Steiner folgendermassen charakterisiert: «Man hat es da mit einer Zeit zu tun, in der die geistigen Kräfte, die den Menschen so entwickeln wollen, wie er von ihnen übergeordneten göttlich-geistigen Mächten von Anfang an veranlagt ist, ihre Widersacher finden. Diese Widersacher wollen den Menschen in andere Bahnen einlenken, als die ihm vom Anbeginne gewiesenen sind. ... Hätten es die Menschheits-Widersacher mit diesen ihren Bestrebungen nicht bloss bis zu Hemmungen, sondern bis zu einem vollen Erfolg gebracht, so hätte der Einschlag der Bewusstseinsseele unterbunden werden können.»

Eine der grossen Hemmungen dieser Art war der mehr als hundertjährige Krieg zwischen Frankreich und England, der im Jahre 1339 seinen Anfang nahm. Aber auch in den Gebieten Europas, welche von den Folgen dieses Krieges nicht unmittelbar berührt wurden, zeigen sich soziale Verwirrungen stärkster Art. In den Städten beginnt nach der Beendigung der Kämpfe zwischen den Vertretern der geistlichen und der weltlichen Herrschaft die jahrzehntelang dauernde Auseinandersetzung zwischen den Adelsgeschlechtern und dem Bürgertum. Dazwischen hinein wütet der schwarze Tod, die Pest. Erdbeben erschüttern die Länder. Die Menschen, welche die alten Seelenkräfte des imaginativen Lebens nicht mehr aufrecht zu erhalten vermögen und die neuen Seelenfähigkeiten noch nicht errungen haben, stehen wie hilflos den sozialen Wirren und den Elementarkatastrophen gegenüber. Diese Unsicherheit der Seelen und was aus dieser Unsicherheit folgt, wird von den Historikern nur allzuleicht mit dem Wort «Aberglaube» belegt. Aber wie soll sich eine Menschenseele verhalten, welche in sich noch die Naturerscheinungen wie imaginativ erleben kann, welche die Wesenheiten der niederen Geistwelt in einem dämmerhaften Bewusstsein noch zu schauen vermag, eine Menschenseele, welcher sich der Blick für die Sinneswelt nur allmählich erschliesst, so dass sie wie instinktiv Sinneswahrnehmungen und Geisterlebnisse miteinander vermischt? Dass in solchem Seelenzustand Wahn und Wahrheit oft kaum voneinander zu unterscheiden sind, ist nur allzu verständlich.

Die Stadt Strassburg, die Heimatstadt von Johannes Tauler, hat in ihrer wechselvollen Geschichte kaum eine Epoche, in der grössere Verwirrung der Menschengemüter herrscht als gerade das vierzehnte Jahrhundert. Zwar sah der Beginn des Jahrhunderts das stetige Emporwachsen der Westfassade des Münsters, zu welcher der Grundstein im Jahre 1277 gelegt worden war, und immer noch reichlich flossen die Spenden zu Meister Erwins Werk. Aber dann kamen Jahre der Bürgerzwietracht. Der Adel hatte die Herrschaft in der Stadt, die Angehörigen der Zünfte erstarkten im Selbstbewusstsein gegenüber den stolzen Patriziern; als dann zwischen den beiden Adelsparteien der offene Streit ausbrach – es war am 20. Mai 1332 –, ergriffen die Zünfte den rechten Augenblick, nahmen Schlüssel, Siegel und Banner der Stadt und setzten einen neuen Rat auf einer veränderten Verfassungsgrundlage ein. Viele Mitglieder des Adels wurden verbannt, fortan herrschten die Zünfte zusammen mit den Vertretern der alten Bürgergeschlechter.

Doch nicht lange durfte sich das Gemeinwesen der Ruhe erfreuen. Überschwemmungen, Misswachs, Hungersnot und Epidemien suchten das Land heim. Dazu kam die materielle Verarmung vieler Gewerbetreibender. Diese hatten keinerlei Unterstützung von den Stadtbehörden und Landesherren. Sie kamen in den Frondienst ihrer jüdischen Gläubiger, die im Schutze des Stadtrates, des Bischofs und des Landesherren standen, denen sie ihr Wuchergeld dreifach zu versteuern hatten. So konnte der Aufstand unter dem Bettelkönig Armleder stattfinden, der, auf göttliche Inspirationen sich berufend, die Vertreibung oder Vernichtung der Juden forderte. So kam es zu den entsetzlichen Verfolgungen der Jahre 1346–1348 in den Städten des Elsasses und des Rheinlandes. In Strassburg geschahen in der Woche vom 9. bis zum 14. Februar 1349 die grossen Umwälzungen: am Montag wurden die Stadtmeister abgesetzt, am Dienstag ein neuer Rat gewählt, am Mittwoch leistete der neue Rat den Bürgern den Eid, am Donnerstag die Bürger dem Rat, am Freitag wurden die Juden als Urheber der Pest gefangengesetzt und am Samstag wurden sie dem Feuertod überliefert. – Ein Jahr später brach die Pest mit noch grösserer Gewalt über die Stadt herein.

Während des Doppelkaisertums und des kirchlichen Schismas stand die Stadt wiederholt unter dem päpstlichen Interdikt. Das Volk war des Gottesdienstes beraubt. Die alte Chronik meldet: «Do zugent die Brediger us der stat und liessent ir closter lere ston IV halb jor.»

In dieser Zeit der Wirrungen, in welcher die Widersachermächte die stärksten Hemmungen schaffen, um die Einverleibung der Bewusstseinsseele zu verhindern, vollzieht sich in aller Stille die Begegnung zweier Menschen: der Strassburger Predigermönch Johannes Tauler wird von dem Gottesfreund aus dem Oberland besucht. Johannes Tauler ist ein geweihter Priester, ein «meisterpfaffe» im Sinne des mittelalterlichen Sprachgebrauches. Der ihn besucht, hat nicht die Weihen empfangen, er ist ein «Laie». Was sich zwischen den beiden Persönlichkeiten vollzieht, ist in dem «Buch des Meisters» aufgezeichnet worden.

Rudolf Steiner, der in seinem Buche «Die Mystik im Aufgange des neuzeitlichen Geisteslebens» umfassend über das Wesen der Gottesfreundschaft schreibt, gebraucht vor der Schilderung der Begegnung zwischen dem Laien und dem Meister die bedeutungsvollen Worte: «Was sich mein Leser unter dem ‹Laien› und unter dem ‹Meister› denkt, hängt ganz von seiner Geistesart ab; was ich mir selbst darunter vorstelle, davon kann ich nicht wissen, für wen es noch in Betracht kommt.»

Denn es handelt sich bei dieser Begegnung um etwas, was nur dort richtig verstanden werden kann, wo ein Mensch auf dem Erkenntnispfade so weit fortgeschritten ist, dass die Begegnung mit dem grossen Hüter der Schwelle in gerechter Weise sich schon vollzogen hat.

Johannes Tauler erfährt eine Einweihung.

In dem Meisterbuch sind die Stufen, die zu dieser Einweihung führen, in einfacher Art geschildert.

Johannes Tauler wirkt nach seiner Erweckung weiter in seiner Vaterstadt Strassburg. Er kennt die Widersachermächte, welche das Heraufkommen des neuen Menschheitsbewusstseins verhindern wollen. Von ihnen spricht er in seinen vielen Predigten. Er ahnt, dass durch diese Widersachermächte schwere Trübsal über die Menschheit kommen werde. Aber er weiss auch, dass die göttlich-geistigen Mächte über die Zeit der Trübsal hinweghelfen können. Das wird davon abhängen, ob sich eine genügend grosse Zahl von Menschen finden wird, welche dem Lichte die Treue halten kann. Die Gottesfreunde sind solche Menschen.

Rudolf Steiner sagt von ihnen: «Einzelne Persönlichkeiten, die Sinn und Verständnis für die Stellung der Michael-Kräfte im Weltenall hatten, wollten die Kräfte ihrer Seele so zubereiten, dass sie den bewussten Zugang zu dem an den Erdbereich angrenzenden Geistbereich fanden, in dem Michael seine Anstrengungen für die Menschheit macht.

Sie suchten sich die Berechtigung zu diesem geistigen Unterfangen dadurch zu erwerben, dass sie äusserlich im Leben beruflich und auch sonst sich so verhielten, dass ihr Dasein von dem anderer Menschen nicht zu unterscheiden war. Dadurch, dass sie so gegen das Irdische im ganz gewöhnlichen Sinne ihre Pflichten in Liebe vollführten, konnten sie das Innere ihres Menschentums frei dem gekennzeichneten Geistigen zuwenden . . .»

Johannes Tauler spricht von diesen Menschen: «Aber diese göttlichen Menschen gehen da herein in Gott alle Tage und ziehen mit sich alle Ihrigen und ebenso die gemeine Christenheit, dann aber wieder heraus in die Übungen der Liebe, und nun wieder ein. Diese sind die rechten Säulen, auf denen die Christenheit stehet, und hätten wir ihrer nicht, es müsste uns gar übel ergehen, das sollet ihr wissen. . . . Aber wenn das greuliche Gestürme kommt, dessen wir alle Zeit gewärtig sind, so wird das zwar der jüngste Tag selbst noch nicht sein, aber der Gottesdienst wird gar fremde sein und solche Sorge und Not, dass niemand genesen wird, als wer das T auf der Stirne trägt.

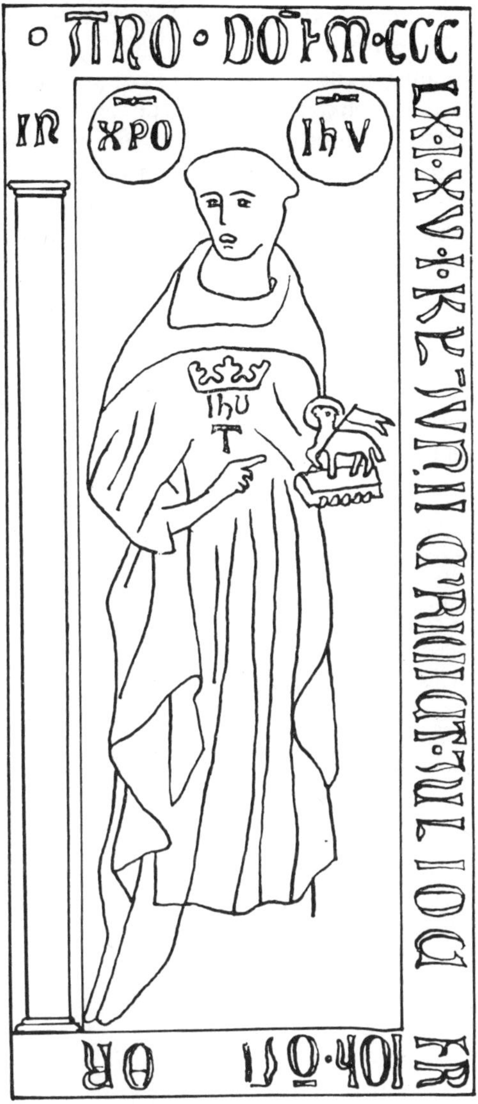

Abb. 17: Johannes Tauler (1300–1361)
Grabstein in der Neuen Kirche, Strasbourg.

Da wird der getreue Gott für die Seinen ein Nestlein finden, darinnen sie bewahret werden.»

In der «Neuen Kirche» in Strassburg, einem wenig ansprechenden Bau, der nach der Zerstörung der alten Dominikanerkirche im letzten Jahrhundert erbaut wurde, steht am Ende des südlichen Seitenschiffes im Dunkel ein einfacher Grabstein. Auf ihm ist Johannes Tauler abgebildet. In der linken Hand hält er ein Buch, auf dem das Gotteslamm steht. Die rechte Hand weist auf dieses Gotteslamm. Auf der Brust trägt Tauler das Bild einer Krone, darunter den Christusnamen, darunter das T-Zeichen, das offenbare und geheime Erkennungszeichen all derer, die durch ihr rechtes Geistverhalten den guten göttlich-geistigen Mächten ihre Mission erleichtern in einer Zeit, in der die Widersachermächte diese Mission unmöglich machen wollen.

Ende eines tausendjährigen Reiches

Immer wieder – von 500 zu 500 Jahren – ist das Abendland durch Einfälle östlicher Völkerschaften erschüttert worden. Im Jahre 451 war die Schlacht auf den Katalaunischen Feldern gewesen, die dem weiteren Vordringen der Hunnen unter Attila ein Ende machte (Attila selbst starb im Jahre 453); 500 Jahre später schlug der Kaiser Otto die Ungarn in der berühmten Schlacht auf dem Lechfeld bei Augsburg; am 29. Mai 1453 fiel Konstantinopel, der Eckpfeiler des Abendlandes, in die Hände der Türken. Die Folgen dieses Ereignisses wirkten noch Jahrhunderte lang.

Das 15. Jahrhundert ist das Jahrhundert der Konzilien. In Konstanz und Basel, Ferrara, Florenz und Mantua wurde versucht, die Form zu finden, welche die gesamte Christenheit umfassen konnte. Es war viel ernsthafter Wille bei diesen Versammlungen. Aber auch viele Machtpolitik machte sich geltend. Weltliche und geistliche Fragen waren schier unlösbar miteinander verquickt. Die Konzilien konnten keine Lösung der drängenden Fragen bringen. Unter diesen Fragen war eine der wichtigsten das Problem der Wiedervereinigung der christlichen Ostkirche mit Rom. Jahrzehntelang gingen die kirchlich-diplomatischen Verhandlungen zwischen Rom und Konstantinopel, aber es kam zu keiner Einigung. Wohl gab es in manchen Fragen eine Annäherung, und so wurden die Verhandlungen immer wieder neu aufgenommen. Rom musste seine Ziele – die Einheit der Christenheit in der Kirche – unbeirrbar weiter verfolgen. Für Konstantinopel gab es aber einen ganz weltlichen Grund, sich mit dem Abendland zu verbünden. Denn vor den Toren der Stadt war der Türke, der schon ein gutes Stück des griechischen Festlandes für sich in Anspruch genommen hatte. Sollte Konstantinopel christlich bleiben, so war es auf die Hilfe des Abendlandes angewiesen. Aber das Abendland hatte in dieser Zeit viel zu viel mit den eigenen Sorgen und Nöten zu tun. Unter den grössten Wehen bildeten sich die kommenden Nationalstaaten heraus, ein neues Selbstgefühl erwachte im einzelnen Menschen, der nicht wusste, wie er dieses Selbstgefühl in Einklang bringen sollte mit den alten Formen der sozialen Ordnung.

Einzig die beiden grossen Handelsstädte Genua und Venedig erkannten die Bedeutung von Konstantinopel. Aber diesen italienischen Handelsleuten ging es nicht um kirchliche Angelegenheiten: die ungehinderte Durchfahrt durch den Bosporus zu den Küstenstädten des Schwarzen Meeres war ihnen wichtiger als die Fragen der Priesterehe oder der Bilderverehrung. Darum waren Genuesen und Venezianer die einzigen Abendländer, die der Stadt Konstantinopel Hilfe zusagten, als der Notschrei von dort an das Abendland erging. Genua hatte noch besondere Interessen. Denn in der Vorstadt Galata, am anderen Ufer des «Goldenen Horns», hatten genuesische Kaufleute seit Jahrhunderten ihre Handelsplätze aufgeschlagen. Die durften nicht aufgegeben werden.

Auch Papst Nikolaus V. hätte gerne – um der Wiedervereinigung der Kirchen willen – die Fürsten Europas zur Verteidigung Konstantinopels, zu einem neuen Kreuzzug wider die Türken aufgerufen, aber das Wort des klugen, feinsinnigen, grundgelehrten Mannes, der seinen Ruhm bei der Nachwelt durch die Stiftung der Vatikanischen Bibliothek begründete, verhallte ungehört. Doch sandte er noch den Fähigsten seiner Kardinäle, Isidor, der ein geborener Grieche und Erzbischof von Kiew war, zusammen mit Leonard, dem Erzbischof von Mytilene, nach Konstantinopel. Vielleicht, dass die Einigung der Kirchen doch noch zustande kam und dass dann die abendländische Christenheit sich zum Kreuzzug bereit erklärte.

Genua sandte zwei Schiffe mit 700 Mann unter dem wackeren Giovanni Giustiniani. Venedig versprach Hilfe.

Nach der kurzen Epoche des lateinischen Kaisertums im 13. Jahrhundert regierte in Konstantinopel das Geschlecht der Paläologen. Doch war die Bevölkerung der Hauptstadt, die zu Justinians Zeiten eine halbe Million betragen hatte, jetzt auf weniger als 100 000 Seelen zurückgegangen. Es fehlten auch die ehemaligen umliegenden Provinzen. Und die Türkengefahr wurde immer bedrohlicher. Nicht einmal der furchtbare Mongoleneinfall unter dem lahmen Timur und die schwere Niederlage des türkischen Sultans Bajezid in der Schlacht von Angora (1402) konnten die weitere Entfaltung der Osmanenmacht hemmen. Immer mehr zielte diese Macht auf Europa und besonders auf dessen äusserstes Bollwerk, Konstantinopel.

Im Jahre 1451 folgte der erst 21jährige Mohammed II. seinem Vater Murad auf den türkischen Thron. Für Mohammed war die Eroberung Konstantinopels das erste Ziel seiner Regierungstaten. Er lehnte den Vorschlag gütlicher Verhandlung, den der tapfere und redliche Konstantin XI. Paläologus machte, brüsk ab und begann die Meerenge des Bosporus durch einen mächtigen kanonenbewehrten Festungsbau zu sperren. «Bogaz-Kessen», das heisst «Abschneider der Meerenge», nannte Mohammed dieses Bauwerk. Aber das Wort bedeutet im Türkischen auch «Halsabschneider» und war damit ominös genug. Bald mussten genuesische und venezianische Galeeren die Gewalt des Türken spüren.

Inzwischen arbeiteten der Kaiser und der Kardinal in Konstantinopel an dem Henotikon, dem beiderseitigen Entgegenkommen in der Frage der Wiedervereinigung der christlichen Kirchen. Beiden war die Einheit der Kirche eine Herzenssache. Am 12. Dezember wurde in der Hagia Sophia das Fest der Vereinigung gefeiert. Der Kaiser anerkannte die Oberhoheit des Papstes. Die Griechen schlossen sich, oft widerwillig genug, dem Schritt ihres Herrschers an. Der Grossherzog Lukas Notars konnte das bittere Wort nicht unterdrücken, er sähe lieber den türkischen Turban in der Stadt als die päpstliche Mitra.

Zu Beginn des Jahres 1453 kam dann der tapfere Genueser Giovanni Giustiniani mit zwei Schiffen und 700 Mann. Jetzt hatte die mit 112 Türmen wohlbewehrte Stadt im ganzen etwa 7000 waffenfähige Männer zur Verteidigung, dazu dreissig Schiffe. Mohammed kam mit 250 000 Mann und 300–400 Schiffen. Auch hatte der Sultan durch den ungarischen Stückgiesser Orban in drei Monaten eine dreihundert Zentner schwere Kanone bauen lassen, die mit dem vielen anderen Geschütz zusammen am 12. April die Beschiessung der grossen Aussenmauer begann.

Die Geschichte dieser Belagerung ist oft beschrieben worden. Die Griechen hatten das Goldene Horn durch eine ungeheure Kette gesperrt. Eine Schlacht der beiden Flotten am 20. April hatte den Türken schwere Verluste beigebracht. Der Belagerer baute Bastionen und legte unterirdische Minengänge an. Immer wieder wurden die Stürme der Türken abgeschlagen. Halil Pascha, der türkische Grosswesir, hätte gerne den Abzug der Türken von Konstantinopel gesehen, und Mohammed mag geschwankt haben, zumal eine grosse Hilfsflotte von Venedig angekündigt war, aber die vielen tausend Derwische im osmanischen Lager stachelten die willenlose Masse der Bewaffneten zum blinden Kampfesrausch an. Der Sultan ordnete einen Kriegsrat an. Demnach sollte am 29. Mai der allgemeine Sturm auf die Stadt beginnen. Den Janitscharen war dreitägige Plünderung versprochen, wenn die Stadt fiele. Sämtliche Gefangenen und Schätze sollten den Eroberern zur Beute fallen.

In Konstantinopel war man sich der Gefahr bewusst. Aber die Hoffnung auf die venezianische Entsatzflotte hielt die Verteidiger noch aufrecht. Auch wusste man von den Meinungsverschiedenheiten im türkischen Lager, und es schien nicht unmöglich, dass die Türken doch noch abzögen. Immerhin drang ein Gerücht von dem bevorstehenden Sturm in die Stadt. Der Kaiser wollte bis zuletzt seiner Pflicht Genüge tun. Die ganzen Wochen hindurch hatte er immer persönlich an den Orten des heissesten Kampfes mitgefochten, unermüdlich hatte er den schwachen Besatzungen der Türme Mut zugesprochen. Aber die Sorge wuchs mit jedem Tag.

Und so nahm der Kaiser mit den Seinigen am Abend des 28. Mai 1453 in der Kirche Hagia Sophia das Abendmahl. Dem Reich wurden die Sterbesakramente erteilt. Zurückgekehrt in seinen Palast bat der Kaiser jedermann um Verzeihung. Alles weinte. Dann gegen Mitternacht machte der Kaiser seinen Rundgang bei den Truppen auf den Mauern. Im türkischen Lager war Ruhe.

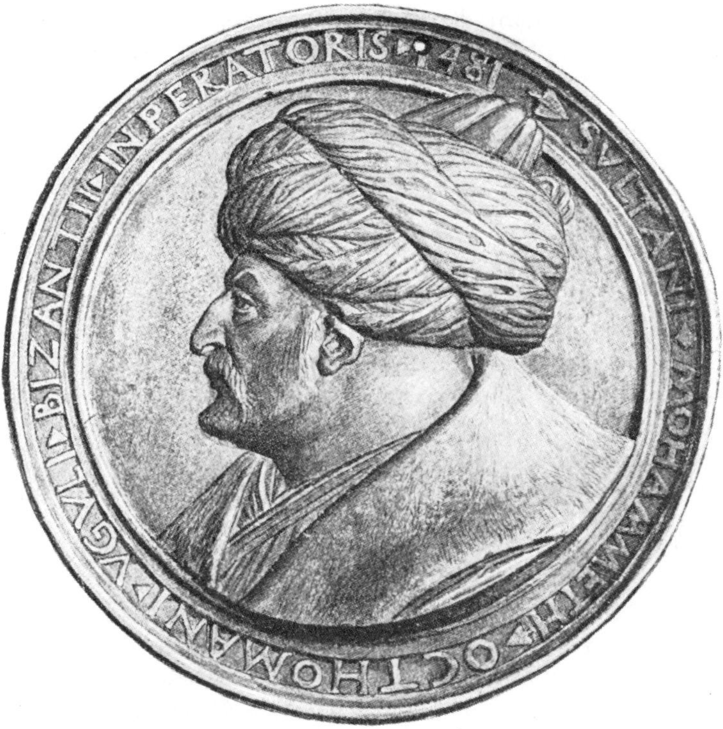

Abb. 18: Mohammed II. (1430–1481)
Zeitgenössische Medaille.

In der Morgenfrühe begann der letzte Sturm auf die Stadt. Noch einmal schwankte die Entscheidung. Dann aber drangen unaufhaltsam die Janitscharen durch die grosse Bresche in der Mauer. Giustiniani, der Genueser, hatte sich verwundet von der Mauer zu den Schiffen hinwegbegeben. Der Kaiser suchte noch zum letzten Widerstand aufzurufen. Es war vergebens. «Ist denn kein Christ da, der mir den Kopf abschlage?» rief er noch in dem Getümmel. Dann fiel der letzte der Paläologen, Konstantin XI., mit seiner Stadt. Unerkannt wurde er getötet. Erst später erkannte man den Leichnam.

Die Besatzung wurde niedergemacht. Dann begannen die Greuel der Plünderung und Verwüstung. Erst nach drei Tagen gebot der Sultan Einhalt. Schon am Abend des Siegestages hatte er den Grossherzog Lukas Notaras mit seinen Söhnen hinrichten lassen. Viele Hinrichtungen folgten noch. Giustiniani entkam zu Schiff und starb bald darauf aus Kummer und Gram auf der Insel Chios. Der Kardinal Isidor wurde unerkannt als Sklave nach Galata verkauft. Es gelang ihm später, zu entkommen und der Nachwelt den Bericht über das schicksaltragende Ereignis zu geben.

Wie ein Blitz schlug die Kunde vom Fall der alten Kaiserstadt bei den Völkern des Abendlandes ein. Für einen kleinen Augenblick schien noch einmal eine Kreuzzugsstimmung aufzuflammen. Aber die Seelenkräfte der Menschen hatten sich gewandelt und erweitert. Das Zeitalter der Bewusstseinsseele war angebrochen. Der alte Kreuzzugsruf «Gott will es!» konnte nicht mehr erklingen. Und kein Fürst und kein Ritter fühlte sich aufgerufen, wenn es hiess: «Der Papst will es.» Einzig die Venezianer und Genuesen, die für den Levantehandel ernstlich bangten, erwogen die Entsendung einer Kreuzzugsflotte gegen die Osmanenherrschaft in Istanbul. Aber es kam zu keinem Unternehmen. Ein Handelsvertrag war billiger. Und durch Jahrhunderte hindurch bedrohten die Türken das Abendland.

Keinen traf die Nachricht vom Fall Konstantinopels so tief wie den Kardinal Nicolaus von Cues. Er hatte die wundervolle Stadt auf seiner Gesandtschaftsreise im Jahre 1437/38 kennen und lieben gelernt, er hatte persönlich sich für die Wiedervereinigung der griechischen mit der römischen Kirche eingesetzt, er war von tiefer Ehrfurcht für das griechische Geistesleben durchdrungen. Und nun erreichte ihn in Rom, wohin er von seiner Diözese Brixen zur Berichterstattung gekommen war, die Unheilsbotschaft.

Der Schmerz über dieses furchtbare Ereignis traf ihn derart, dass seine Seele sich für eine kurze Zeitspanne vom Leibe löste. Er kam zu einem Geist-Erlebnis, das tröstend und hoffnungspendend in das Erdendunkel hereinleuchtete. Er berichtet selbst darüber:

«Die Nachrichten von den Grausamkeiten, die der türkische Sultan in letzter Zeit in Konstantinopel verübt hat, haben einen Mann, der jene Stätten aus eigenem Augenschein kennengelernt hat, mit solchem Gotteseifer erfüllt, dass er unter vielen Seufzern den Schöpfer des Weltalls anflehte, er möchte doch der Verfolgung, die wegen der unterschiedlichen Pflege der Religionen über alle Massen wüte, in seiner Güte Einhalt gebieten. Da geschah es, dass nach einigen Tagen diesem geisterfüllten (zelosus) Menschen unter seinem dauernden Sinnen von ungefähr eine Vision zuteil wurde, die ihn zur Erkenntnis brachte, es könnte durch die Übereinkunft einiger einsichtiger Leute, die mit allen Verschiedenheiten der Religionen auf der ganzen Erde vertraut wären, eine leicht zu schaffende Übereinstimmung gefunden und auf diesem Wege durch ein geeignetes, auf Wahrheit gegründetes Mittel ein dauernder Religionsfriede geschaffen werden. Damit nun diese Vision zur Kenntnis derer gelange, die bei solchen wichtigen Angelegenheiten das entscheidende Wort zu führen haben, hat er sein Erlebnis, so gut es seine Erinnerung ihm wiedergab, in Nachstehendem niedergeschrieben.

Er war entrückt nach einem Ort überirdischer Geistigkeit (raptus ad quandam intellectualem altitudinem), wo zwischen den aus dem Leben Geschiedenen im Rate der Himmlischen vor dem Throne des Allmächtigen über diese Frage folgende Beratung gepflogen wurde.

Der König des Himmels und der Erde verkündete: Traurige Botschaften haben die Seufzer der Unterdrückten aus dem Reiche dieser Welt mir zu Ohren kommen lassen. Um der

Religion willen erheben viele die Waffen gegeneinander, und eigenmächtig zwingen unter den Menschen die einen die anderen unter Androhung des Todes zur Abschwörung ihres lange geübten Glaubens. Gross war die Zahl derer, die solche Klagen aus dem ganzen Erdenrund überbrachten und die der König inmitten der Heiligen nun vorzutragen hiess. Jene Botschafter schienen alle den Himmelsbewohnern bekannt zu sein; waren sie doch vom König des Weltalls von Anfang an über die einzelnen Provinzen und Religionen eingesetzt. Sie glichen nicht Menschen, sondern erschienen als Geister (intellectuales virtutes).»

Dies ist der Anfang der Schrift «Über den Glaubensfrieden» von Nikolaus Cusanus. Während unten auf der Erde die Konzilien nach Formen für das Leben des Einzelnen in einer Kirche suchen, schaut Nikolaus das himmlische Konzil, den Chor der Friedenssphären. Man fühlt, Nikolaus kann nur mit stammelnden Worten das wiedergeben, was ihm unmittelbares Geist-Erleben gewesen ist. Raffael hat später in seiner «Disputa» den künstlerischen Ausdruck für ein solches Erlebnis gefunden.

In der Schrift des Nikolaus Cusanus wird nun ausführlich dargestellt, wie die Vertreter der einzelnen Erdenvölker zu den Fragen der Religionsausübung stehen und wie die verschiedenen Anschauungen und überlieferten Bräuche in die freie Anerkenntnis der Christustatsache einmünden können. Noch blutet die byzantinische Kaiserstadt aus den zahllosen Wunden des Greuels der Verwüstung, und Nikolaus von Cues weiss gut genug, dass der «Friede im Glauben» sich nicht durch irdische Beschlüsse und Konzilien verwirklichen lässt. Aber im «Himmel der Vernunft» ist die Einheit möglich, und Nikolaus weiss, dass die Seelenkräfte des Menschen daraufhin veranlagt sind, dass sie künftig im reinen Denken sich dieser Himmelssphäre teilhaftig wissen dürfen. So wird ihm das irdische Leid zum starken Schatten des Zukunftslichtes.

Heute, fünfhundert Jahre nach dem Fall von Konstantinopel, steht Europa wieder vor einer grossen Kultursorge, wenn es nach dem Osten blickt. Inzwischen aber ist Geist-Erkenntnis im Erdgebiet möglich geworden durch die Tat Rudolf

Steiners. In den Worten, die Rudolf Steiner «den Berliner Freunden» in schicksalsschwerer Zeit wie ein Vermächtnis gegeben hat, liegt die Richtkraft für den geist-suchenden Menschen der Gegenwart:

> ... und Untergang des Äussern
> Soll werden Aufgang
> Des Seelen-Innersten.
> Das Leid dringet heran
> Aus Stoffes-Kraft-Gewalten;
> Die Hoffnung leuchtet,
> Auch wenn Finsternis uns umwallt ...»

Die Chymische Hochzeit des Christian Rosenkreuz im Jahre 1459

Alles soziale Geschehen kann nur dann in einem richtigen Sinne sich entwickeln, wenn es gelingt, derart auf die Natur und die in ihr wirkenden Prozesse hinzuschauen, dass aus diesem Hinschauen sich zugleich die geistigen Gesetze des sozialen Wirkens ergeben können. In den alten vor- und frühgeschichtlichen Zeiten, aber in deren Nachwirkungen noch bis in jüngstvergangene Jahrhunderte herein, tragen die sozialen Formen der Stämme und Völker das Gepräge einer Weisheit, die ebenso weltgerecht war wie das Naturgeschehen. In dem Masse aber, als die unmittelbare Einsicht in die Weltzusammenhänge immer mehr und mehr schwand, musste die soziale Frage im Zusammenhang mit der Frage nach der Lösung der Naturrätsel immer drängender und drängender werden. Soziale Revolutionen mussten notwendigerweise die Wandlungen des naturwissenschaftlichen Weltbildes begleiten.

Damit wird der Blick gelenkt auf die Entstehung der modernen Naturwissenschaft. Rudolf Steiner hat immer wieder auf dieses bedeutungsvolle Geschehen im fünfzehnten Jahrhundert hingewiesen, besonders in dem Buche «Die Mystik im Aufgange des neuzeitlichen Geisteslebens und ihr Verhältnis zur modernen Weltanschauung», dann in dem Vortragszyklus «Der Entstehungsmoment der Naturwissenschaft in der Weltgeschichte und ihre seitherige Entwicklung» (1922/23). Im Vorwort zur Neuauflage des erstgenannten Buches stehen die Sätze: «Die Mystiker, von denen hier gesprochen wird, sind letzte Ausläufer einer Forschungs- und Denkungsart, die in ihren Einzelheiten dem gegenwärtigen Bewusstsein fremd gegenübersteht. Nur die Seelenstimmung, die in dieser Forschungsart gelebt hat, ist in innigen Naturen der Gegenwart vorhanden. Die Art, die Dinge der Natur anzusehen, mit der vor dem hier gekennzeichneten Zeitalter diese Seelenstimmung verbunden war, ist nahezu verschwunden. Die gegenwärtige Naturforschung ist an ihre Stelle getreten.»

Diese Naturanschauung ist das Ergebnis einer Bewusstseinsentwicklung der Menschheit, das mit weltgeschichtlicher Notwendigkeit sich einstellen musste, wenn der Mensch in seinem Bewusstsein zum Erlebnis der Freiheit kommen sollte. Das Freiheitserlebnis hat zur Voraussetzung, dass der Mensch beim Hinschauen auf die Natur zunächst nur stoffliche Offenbarungen erblicken kann. Mit dieser Art des Hinschauens können jedoch diejenigen Ideengrundlagen nicht gefunden werden, welche geeignet sein können, die «Kernpunkte der sozialen Frage in den Lebensnotwendigkeiten der Gegenwart und Zukunft» zu finden.

Gibt es für den gegenwärtigen Menschen eine Möglichkeit, die Natur so zu betrachten, dass eine solche Betrachtungsart nicht bei den stofflichen Offenbarungen und deren gedankliche Zurückführung auf blosse Art- und Gattungsbegriffe, auf angeblich «Objektives» (Wellenbewegung, Vorgänge im Atom usw.) hinter der «subjektiv» erlebten Sinnesqualität, auf mathematisch formulierbare Naturgesetze stehen bleiben muss? Gibt es eine Möglichkeit, das Wesenhafte anschauend zu erkennen, das in der Sinneswelt seine gegenwärtige Offenbarungsform gefunden hat? Gibt es eine Möglichkeit, das Bewusstsein derart zu verwandeln, dass es nicht bei dieser Erscheinungsform stehen bleiben und dann mit nominalistischen Begriffen oder einem resignierenden «Ignorabismus» sich begnügen muss?

Rudolf Steiners Lebenswerk, die Anthroposophie, überwindet einen solchen Agnostizismus.

Dass die neuere Naturanschauung nicht bei ihrer einseitigen Erkenntnisart stehen bleiben muss, das sollte schon im Beginn dieser Erkenntnisart im fünfzehnten Jahrhundert durch ein geistesgeschichtlich bedeutungsvolles Ereignis vor die Menschheit hingestellt werden, durch die «Chymische Hochzeit des Christian Rosenkreuz im Jahre 1459». Von diesem Ereignis kam die Kunde an die Menschheit in einem weiteren Umfange durch die im Jahre 1616 zu Strassburg gedruckte Schrift, deren Verfasser Johann Valentin Andreä ist.

Diese Schrift schildert in imaginativer Form den durch sieben Tage sich hinziehenden Erkenntnisweg eines Geistsuchers. Es ist aber nicht der Erkenntnisweg, der das «Erkenne dich selbst» durch ein einseitiges Untertauchen in die eigenen Seelentiefen verwirklichen möchte. Ein solcher Erkenntnisweg vermag zwar auch zu einer Vereinigung mit dem Ursprung der Menschheitskräfte zu führen. Aber es führt dieser Weg in der neueren Zeit nicht mehr zu einem sozialen Wirken im Menschheitszusammenhang. Die Vereinigung der Seele mit ihren eigenen Ursprungskräften wurde in den Mysterien als «mystische Hochzeit» bezeichnet. Das Christusereignis auf Golgatha hat möglich gemacht, dass die Seele bei einem solchen Innenweg die Vereinigung mit den Christuskräften erleben konnte. Doch musste der Weg gefunden werden, der über eine geistgemässe Naturerkenntnis auch zu einer solchen Vereinigung führen kann. Das Suchen und Finden dieses Weges durch Christian Rosenkreuz ist der Inhalt der Schrift von Johann Valentin Andreä. Das Eindringen in die Stoffeswelt auf geistgemässe Art wurde im Mittelalter als «Alchimie» bezeichnet. Um dieses Eindringen zu bewerkstelligen, bedarf es ganz bestimmter Seelenübungen und Seelenprüfungen. Was die neuere Naturwissenschaft das Experiment nennt, durch welches das Wahrheitszeugnis für einen Gedankengang erbracht werden soll, das beruht auf entsprechender Zubereitung und Anordnung von mehr oder weniger kompliziert gebauten Apparaten unter grösstmöglicher Ausschaltung der Einflussnahme durch den Experimentierenden selbst. Was zur «chymischen Hochzeit», zum erkennenden Durchdringen des Wesenhaften in der Natur führt, das beruht darauf, dass der Mensch in seiner Gesamtwesenheit zum «Apparat» gemacht wird, der das Geistesschaffen in der Natur zur Offenbarung bringt. Damit ist auf einen Erkenntnisweg verwiesen, der voll mit den unserer Zeitepoche angemessenen Erkenntniskräften rechnet. Diese Kräfte müssen nicht so bleiben, wie sie zunächst als «gegeben» erscheinen. Sie sind einer unbegrenzten Steigerung fähig. Ohne diese Steigerung führen sie nur zu einer Natur-Alchimie. Andreä zeigt in imaginativer Schilderung, wie diese Natur-Alchimie eine Steigerung zu einer «Kunst-Alchimie» erfahren kann, die dann zur «chymischen Hochzeit» führt.

Rudolf Steiner schreibt über den Schluss der Darstellung von

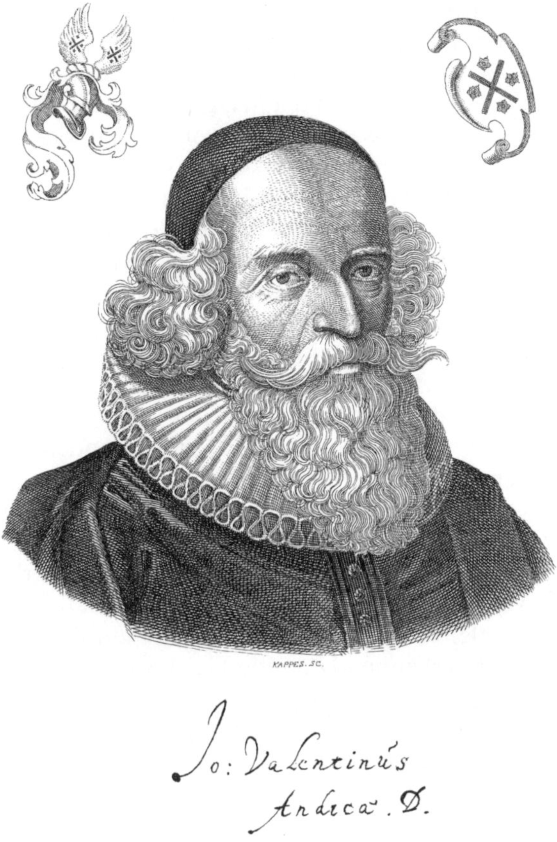

Abb. 19: Johann Valentin Andreä (1586–1654)
Zeitgenössischer Kupferstich.

Johann Valentin Andreäs Schrift: «Christian Rosenkreuz ist durch die Erlebnisse der sieben Tage zum Geisterkenner geworden, der aus der Kraft heraus, die seiner Seele aus diesen Erlebnissen geworden ist, in der Welt wirken darf. Was er und seine Genossen im äusseren Leben vollbringen, das wird aus dem Geiste fliessen, aus dem die Werke der Natur selbst fliessen. Sie werden durch ihre Arbeit Harmonie in das Menschenleben bringen, die ein Abbild sein wird der in der Natur wirkenden Harmonie, welche die entgegenstehenden Disharmonien überwindet. Die Anwesenheit solcher Menschen in der *sozialen Ordnung* soll in dieser selbst ein fortwährend wirkender Anlass zur Gesunderhaltung des Lebens sein.»

Im Verlaufe der Menschheitsentwicklung ist es immer wieder notwendig, dass ein grosser neuer Entwicklungsschritt gemacht werde. Ein solcher Schritt ist verbunden mit dem individuellen Schicksal *eines* Menschen. Im Beginn des Zeitalters der Naturwissenschaft steht die Gestalt des Christian Rosenkreuz. Er bringt in seiner Seele diejenigen Kräfte voll zur Entfaltung, die zur äusseren Erforschung der Naturkräfte und deren Anwendung in allem technischen Schaffen führen. Aber er zeigt auch gleichzeitig, dass dieselben Seelenkräfte die Möglichkeit haben, erkennend in eine Geisteswelt einzudringen. Das ist die Chymische Hochzeit des Jahres 1459.

Was aber im Jahre 1459 und durch die folgenden Jahrhunderte nur in imaginativer Darstellung überliefert werden konnte, durch die Anthroposophie Rudolf Steiners ist es der Menschheit in Ideenform zugänglich gemacht worden. Der in Ideenform erlebbare Erkenntnisinhalt ist dem gegenwärtigen naturwissenschaftlichen Zeitalter angemessen. In dieser Form hätte Christian Rosenkreuz von seinem Erlebnis im Jahre 1459 noch nicht sprechen können. Auch Johann Valentin Andreä konnte diese Sprache noch nicht finden. Es ist die geisteswissenschaftliche Tatsache, dass Rudolf Steiner den für jeden Menschen unserer gegenwärtigen Zivilisation gangbaren Erkenntnisweg aufgewiesen hat, der zu einer Geist-Erkenntnis führt, welche die Naturzusammenhänge derart durchschauen kann, dass aus diesem Durchschauen sich auch die Motive für die Gestaltung des sozialen Lebens ergeben.

Nikolaus Cusanus
und das Michael-Mysterium

Am 11. August des Jahres 1964 waren fünfhundert Jahre vergangen seit dem Tode des Kardinals Nikolaus von Cues. Es ist vieles geredet und geschrieben worden aus Anlass dieses Jahrestages. In Cues an der Mosel, wo heute noch das Nikolaushospital die wunderbare Bibliothek des Kardinals aufbewahrt, hatte die Cusanusgesellschaft zu einer Jubiläumsfeier eingeladen, an welcher zahlreiche Persönlichkeiten der Wissenschaft und des öffentlichen Lebens sich zusammenfanden. In Brixen, der Südtiroler Bischofsstadt, in welcher der Kardinal viel Schmerzliches erlebt hatte in der Auseinandersetzung mit dem Landesherren, dem Herzog Sigmund, hat vom 6.–10. September ein internationaler Kongress stattgefunden unter der Devise «Nicolo Cusano agli inizi del mondo moderno». Zeitungen und Zeitschriften brachten umfangreiche Aufsätze mit zum Teil seltsamen Überschriften («Cusanus – ein Mann des Engagements», «500 Jahre tot und lebendiger als je», «Aufbruch aus falscher Sicherheit», «Erkenntnis ist Gotterkenntnis», «Mathematik und deutsche Mystik», «Die erstaunliche Lösung des Nikolaus von Kues», «Philosoph und Kardinal»). Karl Jaspers hat einen umfangreichen Band «Nicolaus Cusanus» erscheinen lassen.

Betrachtet man alle diese Publikationen, so kann man die Empfindung haben, dass die Bemühungen ihrer Autoren nicht recht ausreichen, um dem Geist jenes seltsamen Mannes aus dem 15. Jahrhundert nahezukommen. Man kann selbstverständlich auf manches scheinbar Widersprüchliche im Leben des Nikolaus von Cues aufmerksam machen. Man kann an dem Begriff der «docta ignorantia» herumrätseln, man kann versuchen, alle möglichen Verbindungslinien zu ziehen von der Gedankenwelt des Cusaners zu den grossen Denkern der Antike und der christlichen Vorzeit wie zu den späteren Geistern, etwa Luther, Leibniz, Kant. Man kann zu unterschiedlichen Meinungen darüber kommen, ob Nikolaus ein treuer

Sohn der Kirche war oder – wie schon zu seinen Lebzeiten gesagt wurde – ein Ketzer. Aber man wird diese ausserordentliche Persönlichkeit nimmermehr begreifen können, wenn man nicht imstande ist, zwei Grundgedanken uneingeschränkt anerkennen zu können: die Wirklichkeit der geistigen Welt und die Möglichkeit ihrer Erforschbarkeit. Und da diese beiden Gedanken, «aus denen alle Geheimwissenschaft hervorkeimen muss», von den meisten unserer Zeitgenossen ganz oder teilweise abgelehnt werden, so muss das Denken und Schauen des Cusaners diesen unbegreiflich bleiben. Darum werden auch in den Berichten über das Leben des Nikolaus von Cues dessen geistige Erlebnisse und Begegnungen verschwiegen oder in einer Weise ausgedeutet, dass ihre Wirklichkeit hinfällig wird.

Die Geschichtsbetrachtung, wenn sie sich nicht im Sammeln und Aneinanderreihen von Urkunden erschöpfen will, wird immer mehr dahin gedrängt werden, das Wirken geistiger Wesenheiten in der Menschheitsentwicklung anerkennen zu müssen. Ohne diese Anerkenntnis ist ein befriedigendes Geschichtsverständnis nicht möglich. Geschichte bleibt dann einfach Vergangenheit. Vergangenheit, aus der nichts gelernt werden kann. Auch die Gegenwart muss dann unverstanden bleiben.

Über das Wirken geistiger Wesenheiten in der Geschichte der Menschheit spricht heute nur die Anthroposophie in einer unserer Gegenwart gemässen Weise. Rudolf Steiner hat in seinem letzten Lebensjahr von dem Wirken der Erzengelwesenheiten in der Menschheitsführung gesprochen. Eine dieser Erzengelgestalten wird mit dem Namen Michael bezeichnet. Michael verhält sich zu den anderen einander in der Menschheitsführung ablösenden Erzengeln wie die Sonne zu den planetarischen Himmelskörpern. Sein Mysterium ist nicht ein zeitlich beschränktes Wirken, das in einer etwa dreihundertjährigen Epoche seiner Führung sich erschöpft. Es bleibt auch dann wirksam, wenn die anderen Erzengel abwechselnd die Regenten ihrer Epochen sind. Er bereitet seine neue Führerschaft – die mit dem Jahre 1879 beginnt – von der geistigen Welt aus vor. Der wichtigste Teil dieser Vorbereitung ist die

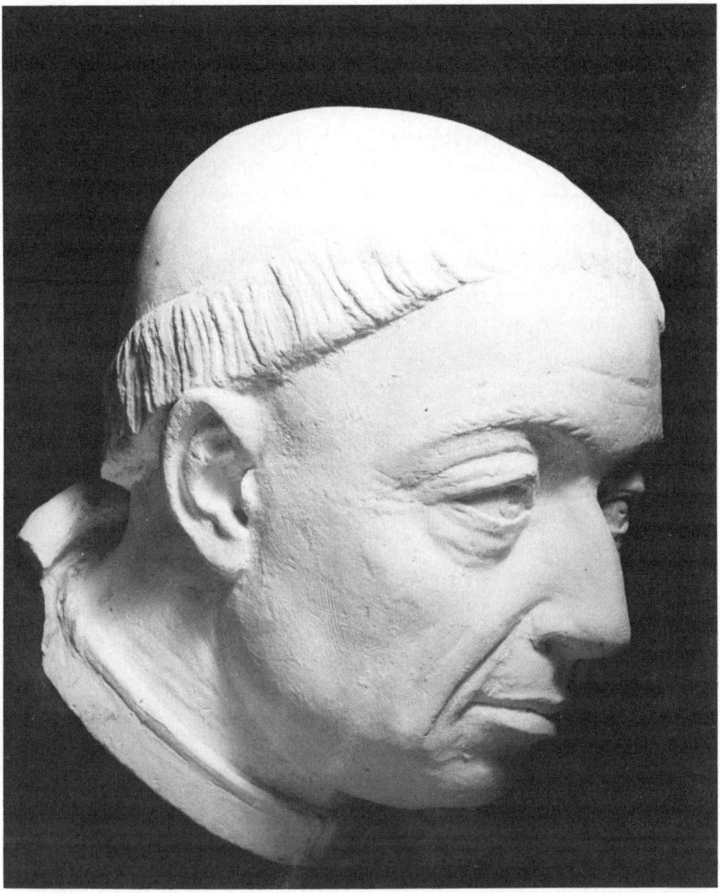

Abb. 20: Nikolaus Cusanus (1401–1464)
Grabmal in S. Pietro in Vincoli, Rom.

Begründung einer «übersinnlichen Lehrschule», die vom 15. bis in das ausgehende 18. Jahrhundert dauert.

Wir wissen aus den Darstellungen Rudolf Steiners, wie Michaels Wirken seine Gegnerschaft findet durch die luziferischen und ahrimanischen Wesenheiten. Luzifer versucht den Menschen im Zustande einer früheren Bewusstseinsverfassung zu halten. Dadurch wird der Mensch unsicher im Hinblick auf die rechte Unterscheidung der imaginativen Welt und der Sinneswelt. (Diese Unsicherheit kommt besonders deutlich zum Ausdruck in dem Verhältnis des Menschen zu den Kultuswahrheiten.) Ahriman dagegen schafft durch das Entfesseln kriegerischer Ereignisse Verwirrung.

Aber es gibt in diesen entscheidenden Jahrhunderten – und das allerwichtigste ist das 15. Jahrhundert, das dem Menschen die neue Fähigkeit der Bewusstseinsseele bringen soll – immer wieder Menschen, zu welchen Michael von der übersinnlichen Welt aus Zugang findet. Eine solche Persönlichkeit ist Jeanne d'Arc. Durch sie vermag Michael einen Einfluss abzuwenden, der in Europa Verhältnisse geschaffen hätte, durch welche die Bewusstseinsseele in ungünstiger Art sich entfaltet hätte. Wie unsicher die führenden Menschen mit Bezug auf ihr Verhältnis zur Wirklichkeit der geistigen Welt geworden waren, zeigt sich deutlich in der Führung des Prozesses von Rouen, der zur Verurteilung der Jungfrau von Orléans führte. Man hat keine Einsicht mehr in die Zusammenhänge der individuellen Menschenseele mit der geistigen Welt.

Andere Menschen versuchen diese Zusammenhänge auf rechte Art zu bewahren und zu befördern, indem sie ihr äusseres Berufsleben, das möglichst ferngehalten wird von einem Wirken in der breiten Öffentlichkeit, in hingebungsvoller Art pflichttreu erfüllen, dann aber sich zu gemeinsamer Besinnung zurückziehen, um miteinander das seelische Leben zu pflegen. Solche Menschen finden sich zusammen bei den «Brüdern vom gemeinsamen Leben», bei den «Böhmischen Brüdern» und ähnlichen Gemeinschaften.

Während solche Seelen, wie sie in der Jungfrau von Orléans leben, in den Gang der äusseren Verhältnisse unmittelbar einzugreifen vermögen, und während andere Seelen gemeinschaftlich mehr im Verborgenen wirksam sind, gibt es noch eine kleine Gruppe von Menschen, über deren Eingreifen in das innere und äussere Geschehen nur weniges von der Geschichte überliefert ist. Es sind Menschen, die ein Wissen von den Weltverhältnissen und den geistigen Entwicklungsgesetzen sich nicht auf äussere Art erworben haben. Insofern sind sie gegenüber den Gelehrten und den Priestern nur «Laien», mögen sie nun aus einfachem Stande oder ritterbürtig sein. (In Wolframs «Parzival» wird Trevrizent als ein solcher «Laie» geschildert.) Aber ihr «höheres Wissen» gibt ihnen die Möglichkeit, da und dort auf Menschen so einzuwirken, dass dieses Einwirken im Sinne Michaels geschieht. Dadurch kann in den entsprechenden Jahrhunderten Michael seine kommende Führungsepoche vorbereiten.

Von diesen Verhältnissen muss man wissen, wenn man den Lebensgang und das Wirken des Kardinals Nikolaus von Cues verstehen will.

Nikolaus (geboren 1401) kommt als Zwölfjähriger durch Vermittlung des Grafen Ulrich von Manderscheid aus seinem Heimatort Cues an der Mosel nach Deventer in den Niederlanden. Dort erfährt er bei den Brüdern vom gemeinsamen Leben – aus deren Reihen auch ein Thomas von Kempen hervorgegangen ist – eine sorgfältige Erziehung, die dem sinnenden und nachforschenden Geiste des Jünglings die entscheidende Lebensrichtung gibt. Es soll im folgenden nicht auf die Einzelheiten seines ereignisreichen Lebensganges hingeblickt werden, sondern nur auf diejenigen Erlebnisse und Begegnungen, die des Cusaners Verhältnis zum Michaelmysterium offenbar werden lassen.

Die geistigen Vorbedingungen zu solchen Begegnungen wurden gerade durch den Einfluss der «Brüder vom gemeinsamen Leben» geschaffen. Hier wurde der Keim gelegt zu jener Seelenstimmung, die keinen höheren Genuss kennt als die «Betrachtung» (Contemplatio). Immer wieder hat Nikolaus in seinem ganzen Leben solche Glückserlebnisse der inneren Versenkung kosten dürfen. Nur aus solchen Erlebnissen konnte er die Kraft schöpfen, um den vielen Widerwärtigkeiten und

Erschütterungen, die ihm das Hineingestelltsein in ein öffentliches reformatorisches Wirken brachte, begegnen zu können. Selbst wenn er im vollen Lichte der Öffentlichkeit stand, sei es bei seinem Wirken auf dem Konzil von Basel, sei es als päpstlicher Legat auf den vielen Reisen zur inneren Reform der Kirche, sei es als Kardinal auf den deutschen Reichstagen oder als Verwalter seiner Diözese Brixen, sein steter Wunsch ging nach einem Leben in der Einsamkeit und Stille, um sich ungestört vom Gezänk der Welt ganz dem Sinnen und Betrachten hingeben zu können. Es war ihm nicht vergönnt.

Aber er vermochte auch in den Lebensstürmen immer wieder auf die Stimme seines Seeleninneren zu lauschen. Und dadurch wurde ihm manche Geistbegegnung zuteil.

Das erste Erlebnis dieser Art war ihm beschieden, als er auf der Rückfahrt von einer Reise nach Konstantinopel auf dem Schiffe, bei Nacht, unter dem Sternenhimmel, eine Offenbarung erhielt, die ihm einen tiefen Einblick in die geistige Welt gewährte.

Von diesem Erlebnis versuchte er zu seinen Zeitgenossen zu sprechen.

Aber Geist-Erlebnisse sind zunächst so wenig mitteilbar wie Sinneserfahrungen. Niemand vermag einem Menschen, der z.B. keinen Geruchssinn hat, den Duft einer Rose zu beschreiben. Dasselbe gilt für jede Sinneswahrnehmung. Nur weil wir bei gesunder Sinnesorganisation durch die Wahrnehmungen sehr ähnliche oder gleiche Seelenerlebnisse haben wie unsere Mitmenschen, können wir uns über diese Wahrnehmungen verständigen durch die Begriffe, welche wir diesen Wahrnehmungen hinzufügen. Aber was soll geschildert werden, wenn die Seele ganz neue Geist-Erfahrungen haben darf, zu welchen zunächst die Begriffe fehlen?

Ein Doppeltes ist hier möglich. Entweder es bleibt die Seele bei dem imaginativen Bild-Erleben stehen. Sie versucht dann, das Erlebte in der Form von Bildern, deren Bestandteile der Sinneswelt entnommen sind, zu schildern. Dann mag die Schilderung richtig sein. Aber derjenige, der sie aufnimmt, wird das Geschilderte nicht ohne weiteres auf das geistig Wirkliche beziehen können. Es wird ihn die Schilderung nicht wesentlich weiterführen in der Erkenntnis. Für das Leben des Ich in der Bewusstseinsseele wird also eine solche Schilderung nur eine eingeschränkte Bedeutung haben können.

Aber die Seele kann auch nach *Begriffen* suchen, um das Erlebte mitteilen zu können. Sie wird dann solche Begriffe aus dem Umfange ihrer Denkerfahrungen aussondern, welche durch sich selbst schon eine Beziehung zu einem rein Geistigen haben. Solche Begriffe sind in den überlieferten Offenbarungen zu finden. In den Evangelien, in den Inhalten der Denkbemühungen der Scholastik können solche Begriffe gefunden werden. Die Schriften Platos und Aristoteles müssen hier auch genannt werden.

Nikolaus Cusanus war wohlvertraut mit den Gedankenformen solcher Überlieferungen. Sie genügten ihm nicht völlig. Aber da waren die mathematischen Begriffe. Durch sie konnte das von der Seele im Geiste Erlebte immerhin in symbolischer Form ausgedrückt werden. Die Geist-Erfahrung erwies sich gegenüber dem Erdenwissen als etwas Höheres. Das Erdenwissen wurde gegenüber der Geistwirklichkeit zur Unwissenheit. Dafür aber gewann die Seele etwas völlig Neues. Dieses Neue erwies sich als eine «Gelehrtheit» auf einem ganz neuen Bewusstseinsfelde. Wollte man dieses mit Worten charakterisieren, so musste der Begriff notwendig auf ein Positives und ein Negatives zugleich hinweisen. So fand Nikolaus den Begriff der «docta ignorantia».

Mit diesem Begriff war unmittelbar auch der zweite gegeben, derjenige der «coincidentia oppositorum» (das Zusammenfallen der Gegensätze). Für das Vorstellen ist dies ein unmögliches Unterfangen. Für das reine Denken kann diese «coincidentia» unmittelbare Erfahrung werden. Aber wie ist eine solche Erfahrung mitteilbar? Wieder nimmt Nikolaus den Weg zum mathematischen Symbol. Er zeigt, wie der Kreis ein Gebilde ist von einer gewissen Grösse und einer entsprechenden Krummheit (curvitas). Wird der Kreis grösser, so wird die Krummheit desselben kleiner. Je kleiner der Kreis wird, desto stärker wird die Krummheit. Wie ist es nun beim unendlich grossen und unendlich kleinen Kreis? Das ist ja nicht vorstellbar. Aber das reine Denken kann sagen: beim unendlich grossen Kreis wird die Krummheit unendlich klein, also gleich null, die Kreisperipherie wird zur Geraden. Der unendlich kleine Kreis wird aber zum Punkt. Und dieser Punkt, der nun selbst keine Ausdehnung mehr hat, hat dafür die unendlich grosse Krummheit. So fällt das unendlich Grösste mit dem unendlich Kleinsten zusammen.

Von solchen mathematischen Begriffen, die symbolhaft gebraucht werden, geht nun Nikolaus aus, um seine Geist-Erfahrung zu schildern. Er kommt damit zu ganz anderen Begriffen des Gotteswesens als die Dogmenüberlieferung seiner Kirche. Deswegen hält er sich bei der Berufung auf eine kirchliche Autorität gerne an die Schriften des Dionysius Areopagita. Da findet er den Hinweis auf die Unzulänglichkeit aller an der Sinneswahrnehmung gewonnenen Begriffe zur Bezeichnung des Göttlichen.

Viele der Schriften des Cusaners schildern, von immer neuen Gesichtspunkten ausgehend, den Gedankenweg, der an die Grenze der geistigen Welt führt, wo dann nicht mehr im Gedankenbilden, wohl aber im schauenden Erleben die Seele sich mit der Wirklichkeit einer geistigen Welt zu verbinden vermag.

Das Geist-Erlebnis der nächtlichen Meerfahrt wiederholte sich nicht. Aber im Jubeljahr 1450, als Nikolaus, nun zum Kardinal der römischen Kirche erhoben, in Rom weilte, wurde ihm eine Begegnung zuteil, die nicht minder nachhaltig auf sein Seelenleben einwirkte. Er wurde nämlich auf offenem Markt von einem einfach gekleideten Manne angesprochen. Dieser Mann übte den Beruf eines Löffelschnitzers in einer kleinen Kellerwohnung aus. Und bald nach den ersten Worten musste der Kardinal bemerken, dass der Laie, der da zu ihm sprach, in einem viel umfangreicheren Masse über Erkenntnisse der geistigen Welt verfügte als er selbst. Der Laie sprach nicht darüber, wie er zu diesen Erkenntnissen gekommen war. Aber er vermochte dem in den äusseren Wissenschaften hochgelehrten Kardinal Einblick in einen Erkenntnisweg zu eröffnen, der in ungeahnte Weiten führte. Dieser Erkenntnisweg konnte seinen Ausgangspunkt von den einfachsten Verrichtungen des alltäglichen Lebens nehmen, vom Geldzählen auf dem Markte oder von einem einfachen aus Holz geschnitzten Löffel. Aber dann vermochte der Laie, der unkundig des Lesens und Schreibens war und von den grossen Geistern des Altertums, von Plato und Aristoteles, nur wenig wusste, dem staunenden Kardinal aufzuzeigen, wie die ewige Wahrheit als Weisheit sich offenbart in der Gestaltung der Mineralien, den Lebensvorgängen der Pflanzenwelt, dem Sinnesleben der Tiere, und dann in dreifacher Art im Seelenleben des Menschen, zuerst empfindend-vorstellend, dann als Verstandeskraft und schliesslich in einer Vernunfteinsicht, die dem Weisheitswesen als wesensgleich sich erweist.

So spricht der Laie zu dem Kardinal von der Weisheit in zwei Gesprächen, dann in einem langen Gespräch über das Wesen des Geistes. Da entwickelt er auf dem Grund einer spirituellen Menschenkunde eine umfassende Erkenntnislehre, eine wirkliche Erfahrungswissenschaft des Erkennens. Über diese Gespräche berichtet der Kardinal in drei Schriften. Dann aber macht ihn der Laie darauf aufmerksam, dass es an der Zeit sei, eine Wissenschaft auszubilden, welche die Naturdinge nach Mass, Zahl und Gewicht betrachtet und so zu einer gedanklichen Festlegung der Naturgesetze kommt. So belehrt der Laie den Kardinal über die Möglichkeit einer experimentellen Untersuchung der Naturerscheinungen, zunächst nach ihren Gewichtsverhältnissen. Durch diese Belehrung entsteht aus dem Gespräch eine kleine Schrift, die man mit Recht als das erste Buch der neuen Naturwissenschaft bezeichnen darf, das Werk «Idiota de staticis experimentis» (Der Laie über die Versuche mit der Waage).

Damit steht der Cusaner am Ausgangspunkt der modernen Naturwissenschaft. Aber was heute ein Naturwissenschafter nicht leicht zugeben wird, für Nikolaus von Cues war es Erfahrungstatsache: dass nämlich diejenige Seelenfähigkeit, mit welcher die Natur experimentell untersucht und in ihren Gesetzmässigkeiten erkannt werden kann, sich auch stark genug zu erweisen vermag, um durch eigene Erkraftung bis zu wahrnehmenden Einsichten in die Wirklichkeit einer geistigen Welt zu gelangen.

Der Laie als Michaelsbote hatte solches in der Seele des Nikolaus von Cues angeregt.

Die dritte Geist-Erfahrung kam dem Cusaner durch ein grosses Schmerzerlebnis. Immer wieder erweist sich das Leid als eine Kraft, welche imstande ist, die Seele von ihrem Leibeszusammenhang zu lösen, damit sie in die geistige Welt erfahrend eintauchen kann.

Im Geistgebiet hatte mit dem Beginn des 15. Jahrhunderts auch die übersinnliche Lehrschule des Michael ihren Anfang genommen. Auf der Erde beschäftigten sich die grossen Reformkonzilien mit den Fragen der Gestaltung und Verwaltung des kirchlichen Lebens. Im Beginn des Jahrhunderts hatten grosse Geister den Begriff der Kirche noch als den Begriff einer übersinnlichen Realität zu denken vermocht. So konnte Johann Gerson, zeitweilig Kanzler der Pariser Universität, noch sagen:

«Von dem Körper der allgemeinen Kirche ist Christus allein das Haupt; der Papst, die Kardinäle, Prälaten, Kleriker, Könige, Fürsten und das Volk sind ungleich verteilte Glieder. Der Papst kann nicht ihr Haupt, sondern nur der Stellvertreter Christi auf Erden, soweit der Schlüssel nicht irrt, genannt werden. In dieser Kirche und in ihrem Glauben kann ein jeder Mensch selig werden, wenngleich in der ganzen Welt kein Papst angetroffen würde. Der Grund davon ist der, weil bloss in dieser Kirche der Glaube Christi gegründet, und ihr allein die Gewalt zu binden und zu lösen übergeben worden ist, in ihr die sieben Sakramente mit unserem ganzen Heile sind. Diese Kirche hat niemals irren können, hat nie ein Schisma oder eine Ketzerei erlitten. Die römische Kirche oder die apostolische, eine partikuläre Kirche, bestehend aus dem Papste, den Kardinälen, Bischöfen, Prälaten und Klerikern, diese kann irren, betrogen werden und betrügen, Schisma und Ketzerei haben ...»

Nikolaus selbst hatte am Basler Konzil mitgewirkt, er kannte sehr gut die gewaltigen Probleme, die sich aus den notwendig veränderten Bewusstseinsverhältnissen der Menschheit ergaben. Er litt an diesen Problemen, von denen er gut

JEAN DE GERSON.
Chap. 75.

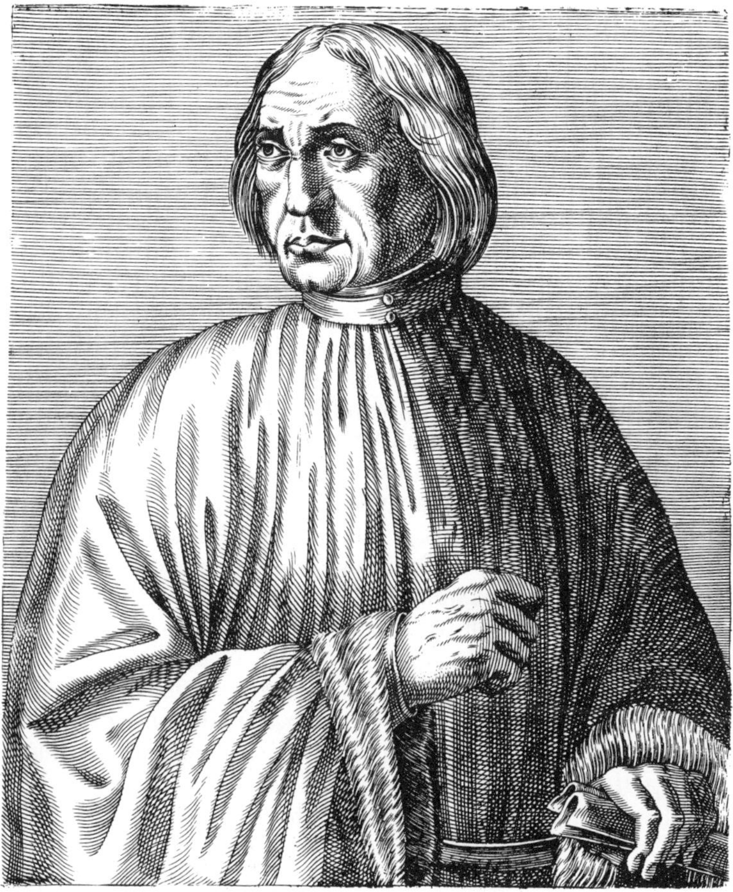

Abb. 21: Johannes Gerson (1363–1429)
Kupferstich aus dem 18. Jahrhundert.

genug wusste, dass sie nicht lösbar waren, weil alte Seelenkräfte, aus denen die Formen des kirchlichen Lebens erwachsen waren, nicht mehr wirksam sein konnten, und weil die neuen Bewusstseinsmöglichkeiten noch nicht genügend erkraftet waren. Nur in einem Erreichen der geistigen Welt konnte eine Hoffnung gesehen werden.

Im Jahre 1453 erlebte das christliche Abendland die stärkste Erschütterung. Am 29. Mai war Konstantinopel von dem Sultan der Türken, Mohammed II., erobert worden. Nikolaus hatte diese grösste Stadt Europas damals auf seiner Reise nicht nur gründlich kennengelernt, er hatte auch eine ganz persönliche tiefe Liebe zu dieser Stadt immer in seinem Herzen bewahrt. Als die Nachricht vom Falle Konstantinopels den Kardinal erreichte, war dieser vom Schmerz über dieses Ereignis zuerst wie gelähmt. Das Leid übermannte ihn und löste seine Seele vom Leibe. Er wurde entrückt in eine Sphäre der übersinnlichen Welt («raptus ad quandam intellectualem altitudinem»), wo er die Wesenheiten des Bereiches der Erzengel, die die Lenker der irdischen Volkheiten sind, in friedevollem Verein erlebte, während auf Erden Krieg und Verwirrung um Glaubensfragen tobte. Was Nikolaus so erlebte, er konnte es nur in stammelnden und unvollkommenen Worten der Schrift anvertrauen. Aber er hatte für einen Augenblick an der übersinnlichen Michaelschule teilnehmen dürfen. Er war auf Erden ein Michaelschüler geworden.

Man hat immer wieder darauf hingewiesen, dass dem Kardinal Nikolaus Cusanus kein Erfolg beschieden war in seinem kirchlichen Wirken. Man hat es auch jetzt wieder da und dort wie spottend erwähnt. Man glaubte auf einen Gegensatz von Idealismus und Realismus hinweisen zu müssen. Man beachtet nicht, dass der Kardinal, der in so grandioser Art sich denkend und schauend geistige Wahrheiten erschloss, in diesem Denken und Schauen «Anschauungen offenbarte, die Michaels Kräfte in leuchtender Art an sich zeigen» (Rudolf Steiner), dass aber die Hemmungen für Michaels Wirken gross waren, wenn eine Persönlichkeit im öffentlichen Leben stand und in diesem öffentlichen Leben eine Tätigkeit entfalten wollte.

Dadurch wird vieles scheinbar Widersprüchliche im Leben des Cusaners verständlich.

Rudolf Steiner hat mit bewegenden Worten den Geist des Nikolaus von Cues geschildert. Er nennt ihn «eine Merksäule seiner Zeit», «einen der grössten Denker aller Zeiten», «ein herrlich leuchtendes Gestirn am Himmel mittelalterlichen Geisteslebens». Wir dürfen uns im neuen Michaelzeitalter diesem Geist verbunden wissen, der ein echter Michaelschüler gewesen war und es auch durch die Zeitenfolgen bleiben will.

Die «Correctio Kalendarii» des Nikolaus von Cues

«Ein herrlich leuchtendes Gestirn am Himmel mittelalterlichen Geisteslebens» erlosch für den physischen Erdenplan vor fünfhundert Jahren: Am 11. August 1464 starb in der umbrischen Stadt Todi der deutsche Kardinal Nikolaus von Cues. Mit ihm war «einer der grössten Denker aller Zeiten» dahingegangen, eine Individualität, die kraftvoll am Ausgangspunkt des naturwissenschaftlichen Zeitalters wirkte. «Seine Persönlichkeit ist wie eine Merksäule der Zeit». Mit solchen Worten charakterisierte Rudolf Steiner den Mann, dessen Lebenswerk zwar heute mehr und mehr in den Blickpunkt der Öffentlichkeit gerückt ist, dessen Gedankenwelt sich aber nur einer Erkenntnisart erschliessen kann, die eine wesenhafte geistige Welt und ihre Erforschbarkeit anzuerkennen vermag.

Es soll hier nicht die Rede sein von der seltsamen Schicksalsgestaltung des Erdenlebens des Nikolaus Cusanus, auch nicht von seinem Wirken in der abendländischen Kirche, auch nicht von seinen umfassenden Gedankengängen, auf welchen er die Geheimnisse der Welt und des Menschenwesens zu ergründen versuchte, sondern einzig auf eine kleine Schrift des Cusaners sei hingewiesen, welche er etwa im Jahre 1436 verfasste und den auf dem Konzil zu Basel versammelten Vätern der Kirche vorlegte. Es ist die Schrift «Über die Kalenderverbesserung».

Alle Kalenderberechnung beruht darauf, dass im Zeitverlauf rhythmische Vorgänge beobachtet und in besonders charakteristischen Punkten festgehalten werden können. Dafür bieten sich vor allem drei Vorgänge an:

die Achsendrehung der Erde, welche den Rhythmus von Tag und Nacht bewirkt,

der Lauf der Erde um die Sonne, der das Jahr ergibt,

der Umgang des Mondes von Vollmond zu Vollmond, welcher die Monatsbestimmung ermöglicht.

Für die Zeitbestimmung grösserer Epochen kommen nur die beiden letztgenannten Rhythmen in Betracht.

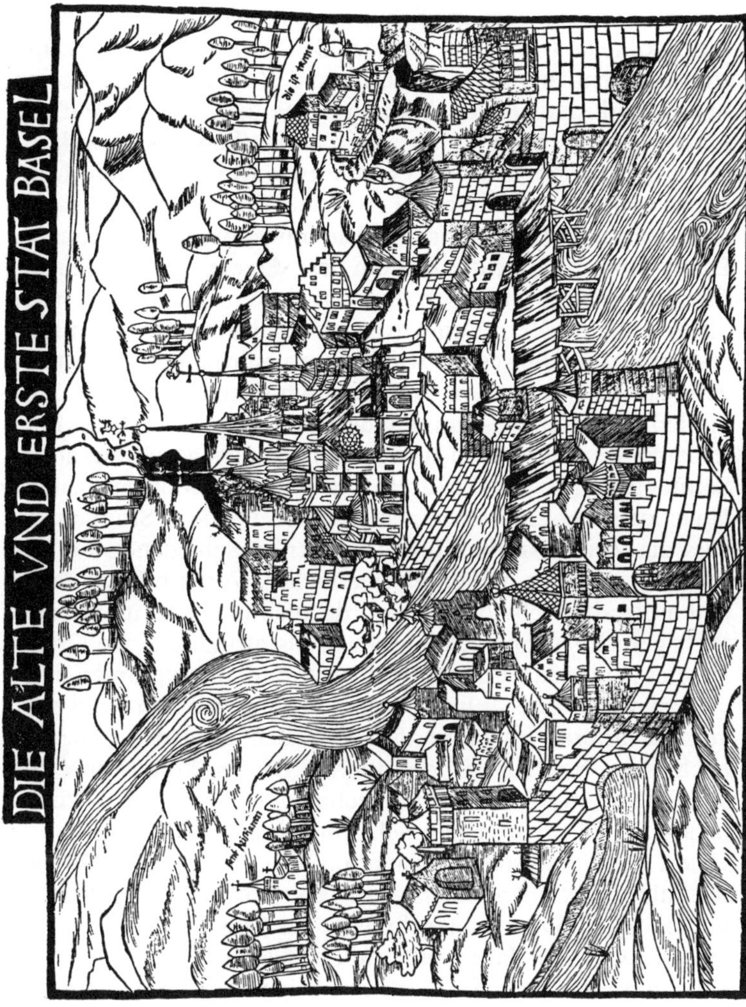

Abb. 22: Ansicht von Basel zur Zeit des Konzils (1431)
Aus Hartmann Schedels Weltchronik 1493.

Aber es ergibt sich eine Schwierigkeit. Die Kalenderberechnung soll exakt sein. Die aus der Beobachtung und Messung sich ergebenden Zahlenwerte für die Rhythmen von Sonne und Mond sind jedoch inkommensurabel. Zudem sind die Rhythmen des Mondlaufes ganz beträchtlichen Schwankungen unterworfen. Da gibt es nun zwei Möglichkeiten. Man kann willkürlich das Jahr zu etwa 360 Tagen bestimmen und diese Zählung durch Jahrhunderte unverändert durchführen. Dann wird im Laufe der Zeit ein Fest, das einmal in der Frühlingszeit gefeiert wurde, in die Herbsteszeit fallen. Und nach einem längeren Zeitraum wird die Übereinstimmung von Jahresbeginn und Jahreszeit wieder zur ursprünglichen Festsetzung zurückgekehrt sein. Auf diese Art haben die alten Ägypter den Zeitenlauf bestimmt. Oder man hält sich an die unmittelbaren Erscheinungen, etwa Sonnenaufgang, Mittagshöhe, Sonnenuntergang und Mitternacht und bestimmt die Zeitenlänge zwischen den einzelnen Punkten mit je 6 Stunden, so dass das Zeitmass, die Stunde, zu den verschiedenen Jahres- und Tageszeiten einen unterschiedlichen Wert erhält. So rechneten die alten Chaldäer, so wurde auch in der germanischen Welt gerechnet. So rechnete auch das altjüdische Volk, nur legte es seiner Jahresrechnung den Mondlauf zugrunde.

Man weiss, dass Julius Cäsar, unterstützt durch Sosigenes aus Alexandria, im Jahre 45 v. Chr. den Kalender eindeutig nach dem Sonnenjahr orientierte. Dieses Jahr wurde zu 365 Tagen und 6 Stunden gerechnet. Alle vier Jahre wurde nach dem 24. Februar ein Schalttag eingesetzt.

Das abendländische Christentum hielt sich durchaus an diesen julianischen Kalender. Aber da ergab sich eine Doppelschwierigkeit. Denn erstens musste das Christentum die Festsetzung wichtiger Jahresfeste auf Grund des jüdischen Mondkalenders einrichten. Das führte zu den mannigfaltigen Fragen der Bestimmung des Ostertermines. Zweitens war die Bestimmung der Jahreslänge auf 365 Tage und 6 Stunden ungenau. Die Ungenauigkeit machte zwar nur wenig mehr als 11 Minuten im Jahre aus. Aber diese Zahl summierte sich im Laufe von fast anderthalb Jahrtausenden. Die immer grösser werdende Zeitdifferenz wurde vor allem von der bäuerlichen Bevölkerung als verwirrend empfunden. Anderseits erschwerte sie eine sinnvolle Festlegung des Osterfestes. Eine Kalenderreform war dringend nötig geworden.

Die grossen Reformkonzilien des 15. Jahrhunderts hatten sich nicht nur mit den im Laufe der Zeit heraufgekommenen Übelständen des kirchlichen Lebens zu befassen. Es gab genug andere Dinge zu beraten und zu ordnen. Eines davon war die Kalendergestaltung. Unter den auf dem Basler Konzil versammelten Persönlichkeiten war kaum einer so dazu vorbereitet, diese Frage sachgemäss zu behandeln als der Kanonikus Nikolaus von Cues. Er war ein gründlicher Kenner der alten Schriften, er war ein hervorragender Mathematiker, in Fragen des weltlichen und kirchlichen Rechtes wusste er vorzüglich Bescheid, vor allem aber war er ein sorgfältiger Beobachter der Sinneswelt, der sich einer umfassenden Denkschulung unterzogen hatte. Eine der Grundfragen seines geistigen Bemühens war: wie lässt sich das Geistige in der Welt und im Menschen erkennend erfassen, da doch die Erkenntnisart, die für die Erscheinungen der Sinneswelt zunächst ausreicht, sich als völlig unzulänglich erweist gegenüber einer geistigen Welt? Auf dem Gebiete der Mathematik würde diese Frage lauten: Wie lässt sich das Irrationale rational erfassen? Wie lässt sich die Quadratur des Kreises ermöglichen? Cusanus wusste wohl, dass der Verstand nur Näherungswerte zu erhalten vermag. Aber ein Näherungswert ist gerade *nicht* das, was der Wahrheit entspricht. Also muss man die Verstandeserkenntnis bis zu einer Grenze führen, an welcher sie versagt. An dieser Grenze aber muss sich für den nach Erkenntnis strebenden Menschen eine neue Seelenfähigkeit entwickeln, für welche alles bisher erworbene Wissen zu einem Nichtwissen wird, dafür aber eine höhere Belehrung aufleuchtet, die zu einer höheren Anschauung führt. Das ist die berühmte «docta ignorantia», von welcher der Cusaner spricht. Und diese höhere Erkenntnisart ermöglicht, das für den Verstand Unvereinbare (unvereinbar, weil es sich in absoluten Gegensätzen offenbart) auf einer neuen Wirklichkeitsebene zum Einklang zu bringen.

Eine Vorstufe zu dieser Erkenntnisart lebte in dem Kanonikus Nikolaus von Cues schon zu der Zeit, als er von den Konzilsvätern in die Kommission zur Kalenderreform gewählt wurde. Es galt hier, inkommensurable Grössen in den Rhythmen von Sonne, Erde und Mond zu einer für den Erdenverstand praktischen Handhabung zu bringen. Cusanus war sich wohl bewusst, dass eine einwandfreie und endgültige mathematische Lösung *nicht* möglich war. Wäre eine solche möglich, so müsste damit der ganze Kosmos aufgehoben und vernichtet werden. Cusanus war sich klar, dass die reine geometrische Form als Punkt, Linie oder Fläche nie und nirgends in der Sinneswelt unmittelbar zur Erscheinung kommen kann. So wusste er auch genau, dass die Bahnen der Gestirne nie vollkommene Kreise sein können. Und er wusste auch, dass die Erde als Stern unter Sternen nichts Feststehendes im Kosmos sei, ja, dass dieser Kosmos überhaupt keinen fixierbaren Mittelpunkt haben könne. Dem allen stand aber gegenüber die Möglichkeit einer praktisch zu handhabenden Kalenderordnung, in der sowohl der Sonnenjahreslauf wie auch die Festsetzung des Ostertermines im Zusammenhang mit den Mondzyklen ihre Berücksichtigung fanden.

Er schlug also vor, im Jahre 1440 im Monat Oktober 7 Tage auszulassen, die Neumondangaben des alten Kalenders in Übereinstimmung zu bringen mit der tatsächlichen Sinneserscheinung, also den Mondzyklus um 3 Tage zu vermindern, und alle 300 Jahre einen Schalttag auszulassen und für die Übergangszeit des Jahres 1440 alle Rechtsverpflichtungen so zu handhaben, als ob die Kalenderreform noch nicht in Kraft getreten wäre.

Aber das Konzil, das mit so grossen Hoffnungen begonnen hatte, brachte trotz redlicher Bemühung vieler Teilnehmer auf kaum einem Arbeitsgebiete einen nennenswerten Erfolg. Auch die von Nikolaus Cusanus vorgeschlagene Kalenderreform kam nicht zur Durchführung. In hohem Alter redigierte der Kardinal seine Vorschläge zur Kalenderreform noch einmal für die Gesamtausgabe seiner Schriften. Der Schreiber fügte am Schluss der Abhandlung die Worte hinzu: «Sed nihil tunc per synodum actum est.» (Aber das Konzil hat damals nichts getan.)

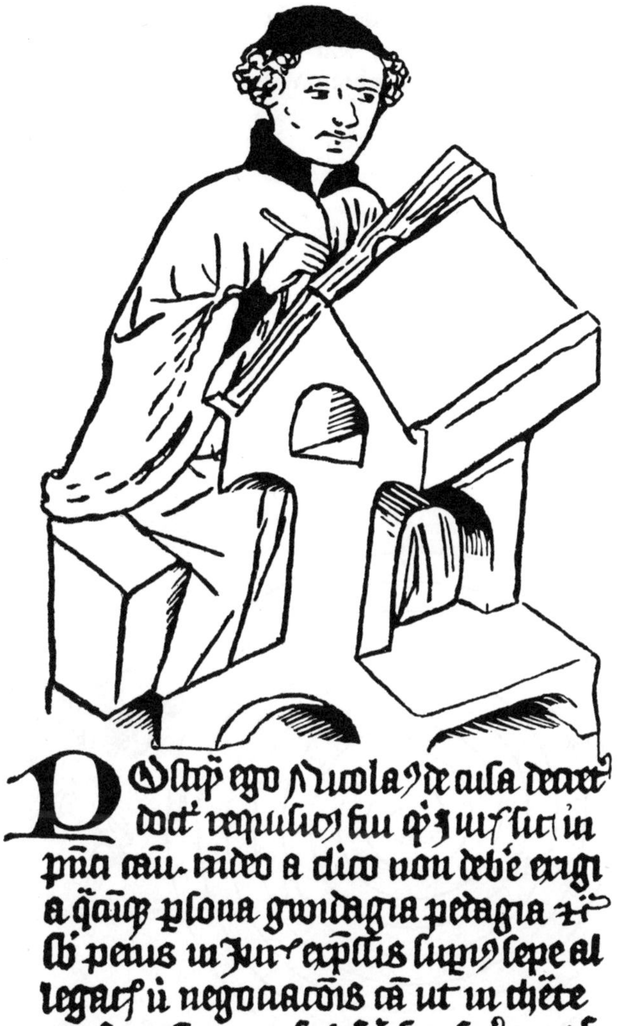

Abb. 23: Nikolaus Cusanus
Zeitgenössischer Holzschnitt.

Erst im Jahre 1582 wurde durch Gregor XIII. die Kalenderreform durchgeführt. Sie war die Verwirklichung der von Nikolaus von Cues gemachten Vorschläge.

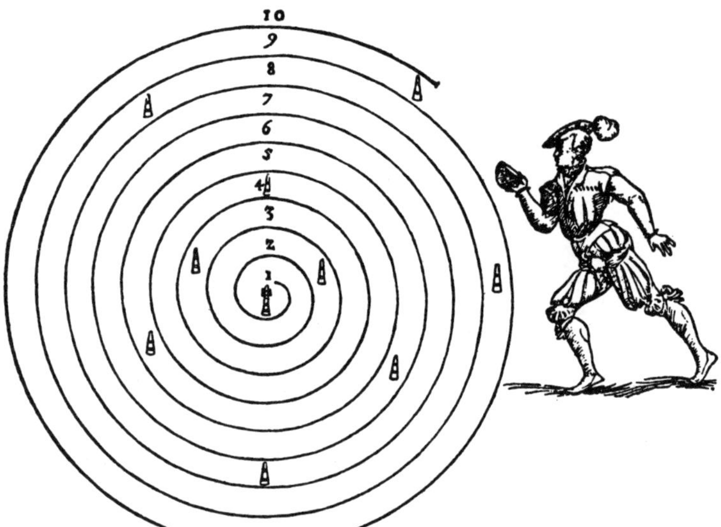

Abb. 24: Globusspiel aus dem Pariser Druck von 1514

Vom Globusspiel

«Wenn ich beobachte, wie eine Billardkugel, die gestossen wird, ihre Bewegung auf eine andere überträgt, so bleibe ich auf den Verlauf dieses beobachteten Vorganges ganz ohne Einfluss.» Mit diesen Worten leitet Rudolf Steiner das dritte Kapitel der «Philosophie der Freiheit» ein, um an dem Beispiel des Billardspieles das Denken im Dienste der Weltauffassung zu erläutern. Mancher Leser mag sich gefragt haben, warum Rudolf Steiner gerade ein Spiel wählt, um die Elemente der Beobachtung und des Denkens, aus denen der Vorgang des Erkennens resultiert, aufzuzeigen. Warum nicht ein Naturgeschehen? Warum nicht ein zweckhaft gebautes Menschenwerk, etwa eine Dampfmaschine oder einen Flaschenzug? Weil im Naturgeschehen die wirkenden Wesen für den Erkenntnisblick zunächst verborgen bleiben. Und weil in der Maschine alles Geschehen völliger Ausdruck menschlichen Gedankenbildens ist. Im Spiele aber werden die Naturgesetze in einen vom Menschen geschaffenen freien Zusammenhang gebracht, der dann wieder zum anerkannten Gesetz wird, zur Spielregel. Und das Spiel ist um so vollkommener, je mehr Variationsmöglichkeiten innerhalb der Spielregel sind.

Eine philosophische Betrachtung, die vom Spiel ihren Ausgang nimmt, wird daher am allerwenigsten Gefahr laufen, einseitig zu werden. Sie wird in der Menschenbetrachtung nicht die Welt und in der Weltbetrachtung nicht den Menschen verlieren müssen. Es gibt kaum einen grossen Denker, der seinen Erkenntnisblick oder sein Tun nicht gerne auf das Spiel gerichtet hätte. Die ganze Geschichte der Philosophie könnte damit illustriert werden.

Im folgenden sei auf ein Spiel hingewiesen, das der Kardinal Nikolaus Cusanus vor fünfhundert Jahren erfunden hat. Er hat darüber eine der schönsten philosophischen Betrachtungen geschrieben «De ludo globi». Eine Betrachtung, die zu den weitesten Weltgeheimnissen und in die tiefsten Seelengründe führt.

Wir denken uns zwei gleich grosse Kugeln derart einander durchdringend, dass der Mittelpunkt der einen Kugel auf der Oberfläche der anderen Kugel liegt. Damit liegt auch der Mittelpunkt der zweiten Kugel auf der Oberfläche der ersten. Das Ganze ist also ein Zwillingsgebilde von zwei Kugeln, wie es je und je die Kinder bei den Seifenblasen zustandebringen. Nun denken wir uns eine der beiden Kugeln als eine vollständige. Dann bleibt von der anderen – wenn beide Körper von einander getrennt werden – ein Gebilde zurück, das in konvexer Form drei Viertel von der Oberfläche einer Kugel bildet und in einer konkaven Form ein Viertel einer Kugeloberfläche. Und dieses Gebilde ist der «Globus» des Nikolaus Cusanus. Also eine Kugel mit einer Einbuchtung in Form einer Kugelschale. Und die Einbuchtung geht bis zum Mittelpunkt der Kugel.

Denken wir uns nun einen solchen «Globus» aus Holz gedrechselt, mit einem Durchmesser von etwa 10 cm, dann haben wir das Spielzeug für das Globusspiel. Aber wir müssen die denkende Betrachtung noch etwas fortsetzen, um zur Spielregel zu kommen.

Wenn wir eine Kugel auf einer glatten Grundfläche rollen lassen, so rollt die Kugel in der Ebene eines Grosskreises ihrer Oberfläche und sie rollt deshalb auf der ebenen Grundfläche in einer geraden Linie dahin. Der «Globus» tut das nicht. Wir nehmen ihn so in die rechte Hand, dass seine Konkavseite nach rechts, seine Konvexseite nach links schaut. Und nun lassen wir ihn derart auf einer glatten Grundfläche rollen, dass er auf einem Grosskreis seiner Oberfläche sich bewegt, dessen Ebene parallel zu der Ebene seines Kugelabschnittes ist. Wenn die Beschleunigung, die wir dem Globus geben, kräftig genug ist, so wird er zunächst geradlinig rollen. Aber nicht lange. Denn die linke Seite des Globus ist eine volle Halbkugel und deshalb schwerer als die rechte Seite, die nicht nur keine volle Halbkugel ist, sondern eine Konkavform. Und so wird unser Globus in einer wundervollen Spirale dahinrollen und zuletzt am Innenpunkt dieser Spirale derart zur Ruhe kommen, dass seine Konkavseite jetzt nach oben weist. Je nach der Kraft des Schubes wird die Spirale grösser oder kleiner sein und damit der Endpunkt der Bewegung ferner oder näher liegen.

Beim Spiel kommt nun alles darauf an, dass der Globus einen bestimmten Punkt erreiche. Dieser Punkt ist der Mittelpunkt einer konzentrischen Kreisschar. Nikolaus Cusanus denkt sich ein mittleres Kreisfeld, umgeben von neun konzentrischen Kreisen. Er sagt: «Mitten in dem Kreise ist der Thron des Königs, dessen Reich das Reich des Lebens ist, eingeschlossen in den Kreis, der noch neun andere Kreise in sich fasst. Die Regel des Spiels ist nun die: der Globus muss innerhalb des Kreises zur Ruhe kommen; je näher dem Zentrum er ruht, desto mehr gewinnt er nach der Zahl des Kreises, in dem er zur Ruhe kommt. Wer es am schnellsten auf 34 – die Zahl der Lebensjahre Christi – bringt, der ist Sieger. Dieses Spiel bezeichnet nun die Bewegung unserer Seele aus ihrem Reiche in das Reich des Lebens, in dem Ruhe und ewige Seligkeit ist, in dessen Zentrum unser König, der Spender des Lebens, Jesus Christus, thront. Da er uns gleich war, bewegte er den Globus seiner Person derart, dass er in der Mitte des Lebens ruhte, uns ein Beispiel hinterlassend, dass auch wir es machen wie er.»

In der Darstellung der neun Kreise, der Engelchöre, folgt Nikolaus von Kues ganz dem Areopagiten Dionysius. Er sagt deshalb über die Anordnung der neun Kreise um den mittleren Kreis:

«Es gibt daher zehn verschiedene Arten von Unterscheidungen: die göttliche, die als Zentrum abgebildet ist, die Ursache von allem, und neun andere, bestehend in den neun Chören der Engel. Es gibt nicht mehr Zahlen, somit auch nicht mehr Unterschiede. Daraus erhellt, warum ich das Reich des Lebens so abgebildet, das Zentrum als Sonnenlicht dargestellt und die drei nächsten Kreise als feurig, drei andere ätherisch und drei gleichsam wässerig, die in das finstere Erdreich auslaufen, gezeichnet habe.»

Und was die Mannigfaltigkeit des Spieles betrifft, so erfahren wir: «Man muss aber auch betrachten, wie die von der Bewegung eines und desselben Globus beschriebenen Bahnen verschieden sind und dass niemals wieder dieselbe Linie beschrieben wird, mag nun derselbe oder ein anderer ihn anstossen. Wenn einer den Globus wirft, hält er ihn das eine Mal nicht ebenso in der Hand wie das andere Mal, so wenig er ihn ebenso absendet, auf die Ebene setzt oder mit derselben Kraft stösst. Denn es ist nicht möglich, dass etwas zweimal in der gleichen Weise geschieht. Es schliesst nämlich einen Widerspruch ein, dass zweie seien, die in allen Stücken gleich wären ohne jeden Unterschied. Denn wie könnte mehreres sein ohne Differenz?»

Tiefe Gedanken schliesst der Kardinal Cusanus in zwei Dialogen an das Globusspiel an. Nur weniges davon ist im vorigen angedeutet. Es sollte nur darauf hingewiesen werden, wie eine grosse Individualität – Rudolf Steiner nennt Nikolaus von Kues «eine Merksäule seiner Zeit» – «ein herrlich leuchtendes Gestirn am Himmel mittelalterlichen Geisteslebens» – ihre Grösse auch darin bekundet, dass sie uns erkennen lässt, dass die Wahrheit, sei sie an einer kleinen oder grossen Sache gefunden, immer «gross» ist.

Nikolaus Cusanus und die Mathematik

Das mathematische Denken ist nicht etwas Absolutes oder Voraussetzungsloses, das unberührt von der Bewusstseinsentwicklung der Menschheit als ein in sich selbst Bestehendes genommen werden kann. Vielmehr *macht* gerade diese Bewusstseinsentwicklung es notwendig, dass von Stufe zu Stufe ein neues Verhältnis zum mathematischen Denken gefunden werde. Ein anderes Verhältnis zur Mathematik musste der griechische Denker haben, ein anderes der Denker der ersten sieben nachchristlichen Jahrhunderte. Hat der erstere den Gedanken noch wie eine Wahrnehmung empfunden, so wird für den letzteren «der Gedanke ein blosses Mittel, um die Anschauung auszudrücken, die man aus religiösen Quellen über das Verhältnis der Menschenseele zur Welt gewonnen hat» (Rudolf Steiner). In dieser Zeit erwacht das Selbstbewusstsein. Aber dieses wird noch nicht *gedanklich* ergriffen.

Mit dem 9. Jahrhundert beginnt die Frage nach der Wirklichkeit und der Bedeutung des Gedankenlebens. Die Seele erlebt: Ich erzeuge den Gedanken. Welcher Realitätswert kommt also diesem Erzeugnis zu? Diese Frage muss geprüft werden. Die Vertreter der scholastischen Strömungen, aber nicht minder die Mystiker möchten diese Prüfung vollziehen. Und da die Frage nicht lautet: was kann durch den Gedanken über eine aussermenschliche Wirklichkeit ausgesagt werden? – (denn diese Frage wird erst im 15./16. Jahrhundert gestellt) –, sondern vielmehr: Was verbürgt der Gedanke durch sich selbst als Wirklichkeitswert?, so kann ein mathematisches Denken, wenn es den religiösen Vorstellungen sich nähern will, seine Denk-Inhalte immer nur als Symbole für das Göttlich-Geistige nehmen.

Nikolaus Cusanus (1401–1464), möchte mit mathematischen Vorstellungen zur Gottes-Erkenntnis kommen. Er ist sich des Symbol-Charakters dieser Vorstellungen voll bewusst. Er weiss, dass die Mathematik es mit Grössen zu tun hat. Aber Gott ist ausserhalb aller Grössenvorstellung. Und das Wesen der Dinge, die durch Sinneswahrnehmung gegeben sind, kann auch nicht durch die Grösse erfasst werden. Der Satz Rudolf Steiners: «Gegenstand der Mathematik ist die Grösse; das, was ein Mehr oder Weniger zulässt. Die Grösse ist aber nichts an sich selbst Bestehendes. Es gibt im weiteren Umkreise menschlicher Erfahrung kein Ding, das *nur* Grösse ist», könnte von Nikolaus Cusanus gesprochen sein. Dieser sagt: «Der kleine Rubin ist nicht weniger ein Rubin als der grosse. Die Körpergrösse gehört nicht zu dem Wesen des Rubins.» Das Wesen eines Dinges kann also nicht mit der Denk-Kategorie der Quantität erfasst werden. «Die Wahrheit umfasst nicht ein Mehr oder ein Weniger. Wenn nämlich Wahrheit grösser oder kleiner sein könnte, wäre sie nicht Wahrheit.»

Wenn nun aber die «Grösse» keine Bedeutung hat für das Erfassen der «Substanz» eines Dinges, wenn sie immer nur «Akzidenz» ist, könnte sie nicht doch irgendwie zu dem Wesenhaften hinführen? Damit kommen wir zu dem Grundgedanken des cusanischen Denkens, der «Coincidentia oppositorum», dem Zusammenfallen des Entgegengesetzten. Wenn nämlich das Grosse immer mehr zunimmt an Grösse, so kommt man schliesslich zu einem Unermesslichen. Aber auch wenn das Grosse immer kleiner wird, kommt man zu einem Unermesslichen.

Nikolaus Cusanus bringt dafür das geometrische Beispiel vom Kreis. Er unterscheidet am Kreis die Grösse des Durchmessers, bzw. des Radius, und die Grösse der Krummheit (curvitas). Je grösser der Kreis wird, desto kleiner wird seine Krummheit. Je kleiner der Kreis wird, desto grösser wird seine Krummheit. Ist der Kreis «unendlich gross» geworden, dann ist die Krummheit seiner Peripherie gleich Null, das heisst zur unendlichen geraden Linie geworden. Wird der Kreis in seinem Durchmesser unendlich klein, also gleich Null, dann hat die Krummheit ihr Maximum erreicht, sie ist unendlich gross geworden.

Diese Dinge können *gedacht,* aber nicht *vorgestellt* werden. Denn zur Vorstellung bedarf es eines Wahrnehmungselemen-

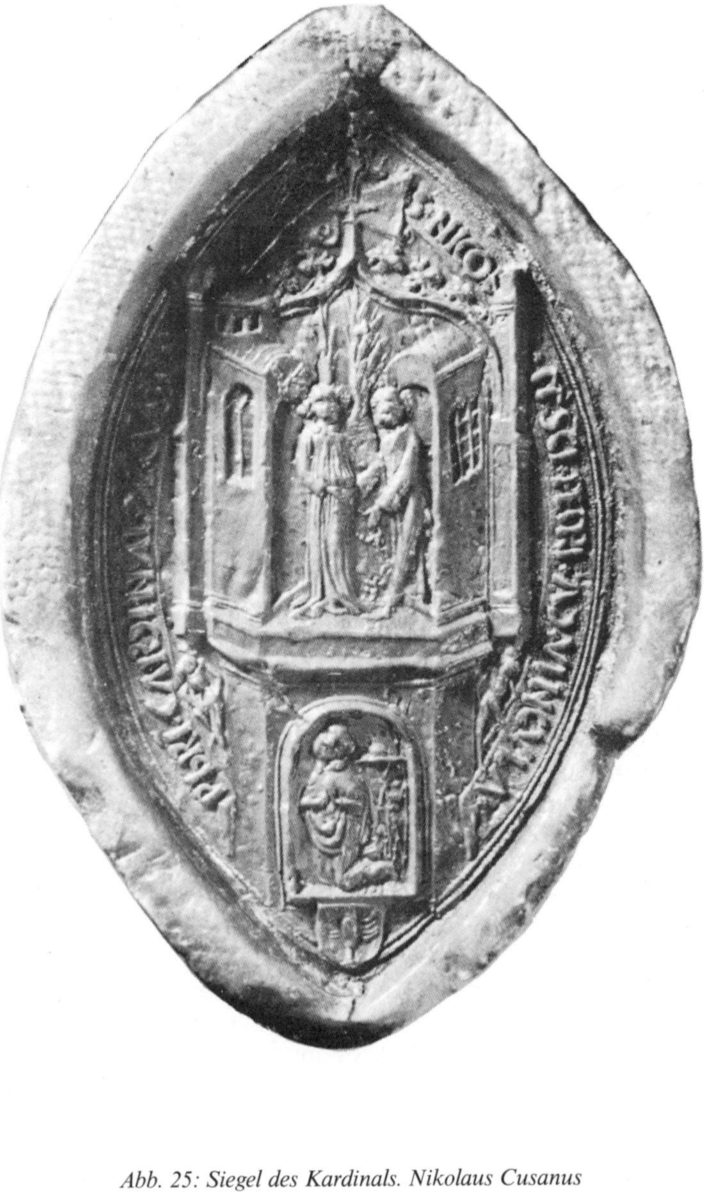

Abb. 25: Siegel des Kardinals. Nikolaus Cusanus

tes, das an diesen Grenzen entschwunden ist. Es bleibt nur noch in beiden geschilderten Fällen der *Begriff* des Unendlichen. Das unendlich Grosse und das unendlich Kleine fallen zusammen in dem Begriff des Unendlichen, bei dem «gross» oder «klein» keine Rolle mehr spielen.

Nikolaus Cusanus kommt mit diesen mathematischen Überlegungen an den Differential- und den Integralbegriff heran. Es gibt Forscher, welche vermuten, dass Leibniz zu seiner Infinitesimalrechnung durch das Studium der mathematischen Schriften des Nikolaus Cusanus angeregt worden sei.

Für Cusanus steht es von vorneherein fest, dass alles menschliche Wissen zunächst nur asymptotischen Charakter hat. Darin liegt ja gerade sein Begriff der «docta ignorantia» (das gelehrte Nichtwissen) begründet. Wie die Hyperbelkurve die Asymptoten nur im Unendlichen berührt, also ausserhalb des durch die Sinne Wahrnehmbaren, so kommt alles Wissen an eine Grenze, nicht an eine Erkenntnisgrenze. Denn an dieser Grenze verwandelt sich die Erkenntnisart. Das Sinneswissen wird zum Nicht-Wissen und es erschliesst sich an diesem Grenzerlebnis die geistige Welt in ihrer Wesenhaftigkeit. Immer wieder weist Cusanus in seinen zahlreichen Schriften auf dieses Grenzerlebnis hin und auf die Kräfte, welche der Seele auf diesem Wege zur Grenze erwachsen.

Wie urphänomenal sind für Cusanus diese Grenzerlebnisse gegeben in der Gegenüberstellung der geraden und der krummen Linie. Und so bewegt sich sein mathematisches Denken fast ausschliesslich um die Frage der Möglichkeit einer Rektifizierung der gekrümmten Linien, letztlich um die Quadratur des Kreises, das uralte Problem. Cusanus ist sich völlig klar darüber, dass das Verhältnis des Kreisumfangs zum Kreisdurchmesser ein irrationales ist. Wenn er gleichwohl Konstruktionen angibt, die er «genau» nennt, so bezieht sich diese «Genauigkeit» einzig auf die Darstellung eines auf den Fussboden gezeichneten Kreises. Er unterscheidet deutlich diese «praktische Genauigkeit» von der Irrationalität «in mente». So in der Schrift «De geometricis transmutationibus», wo es heisst: «Kein Vieleck kann zum isoperimetrischen Kreis (dem Kreis von demselben Umfang wie das Vieleck) ein rationales

Verhältnis haben.» Und im Hinblick auf die dem Vieleck ein- und umbeschriebenen Kreise heisst es: «Weder der einbeschriebene Kreis, der kleiner ist, noch der umbeschriebene Kreis, der grösser ist, kann zum isoperimetrischen Kreis ein rationales Verhältnis haben.»

Gleichwohl versucht Cusanus, auf immer neuen Wegen der Genauigkeitsbestimmung näherzukommen. Insgesamt elf Schriften hat er im Laufe der Jahre seines so wechselvollen Lebens zu diesem Problem verfasst. Mit den grossen Gelehrten seiner Zeit führt er Gespräche über diese Fragen, vor allem mit dem Jugendfreund Paolo Toscanelli, dem Astronomen und Arzt.

Gerne verwendet er in seinen theologischen Schriften Beispiele aus der Mathematik. Fast immer sind es Beispiele von mathematischen Grenzvorstellungen. Er zeigt, wie die Zahl $\infty + 1$ (Unendlich plus eins) als Zahl unmöglich ist («infinitae et una, quod est impossibile») und sagt mit aller Deutlichkeit: «Im Unendlichen verlieren die fürs Endliche erwiesenen Regeln ihre Gültigkeit».

Bei allen mathematischen Bestrebungen des Cusaners handelt es sich letztlich nicht um besondere Forschungsergebnisse. Sein Zeitgenosse Regiomontanus hat die geometrischen Beweise des Cusanus als «philosophisch, aber nicht mathematisch» bezeichnet. Spätere Forscher haben bedauert, dass Cusanus nicht eine umfangreichere und genauere «Terminologie» zur Verfügung gestanden habe.

Aber darauf kommt es nicht an.

Viel wichtiger ist die Tatsache, dass Nikolaus Cusanus in einer Zeit, in welcher der Erkenntnisblick nicht mehr zur geistigen Welt vordringen konnte, sich diesem Geistgebiete doch nähern will, indem er die Mathematik symbolisch verwendet. Rudolf Steiner sagt darüber: «Denken wir das Geistgebiet so weit ferne von der menschlichen Erkenntnis, dass selbst die Mathematik nur in stammelnden Symbolen sich ihm nähern kann – so sprach es 1440 Nikolaus Cusanus aus –, denken wir das Mathematische so stark und so sicher, dass es das Sinnliche bezwingt und in mathematischen Formeln die Sinneswelt wissenschaftlich und erkennend zum Ausdrucke gebracht werden kann – so sprach 1543 Nikolaus Kopernikus zu der europäischen Zivilisation. Ein Jahrhundert liegt dazwischen. In diesem Jahrhundert ist die abendländische Naturwissenschaft geboren worden.»

Nikolaus Cusanus steht an der Schwelle des naturwissenschaftlichen Zeitalters. Er war tief durchdrungen von dem Gedanken, dass es eine Erkenntnisart geben müsse, die zu einem Verständnis der sinnlichen Welt führen kann. Aber nicht minder deutlich sah er in der Menschenseele die Kraft, die schliesslich zur Geistesschau sich wandeln kann.

Als Nikolaus Cusanus am 11. August 1464 zu Todi in Umbrien die Asymptote seiner Lebenslinie erreicht, da ist es noch einmal der treue Toscanelli, der Jugendfreund, der dem Sterbenden als Arzt die letzte liebevolle Linderung zuteil werden lässt auf dem Wege vom Erdenwissen zum Geist-Erleben.

Johannes Gutenberg

Gutenbergs Erfindung der Buchdruckerkunst geschah in der Mitte des 15. Jahrhunderts. Kein anderes äusseres Ereignis kennzeichnet mit grösserer Deutlichkeit und Eindringlichkeit den Beginn des Zeitalters der Bewusstseinsseele. Des Zeitalters, in dem der Mensch sich seiner Eigenwesenhaftigkeit gegenüber der Welt bewusst wird. Des Zeitalters aber auch, in dem der Mensch aus diesem Selbsterleben den Weg zu einer bewussten Erkenntnis des Geistes neu beschreiten kann.

Das Sich-selbst-Erfühlen der Individualität trennt den Menschen nicht nur von den Göttern, sondern auch von anderen Menschen. Es löst die alten Gemeinschaftsformen auf. – Das Beschreiten des Erkenntnispfades zum Geiste schafft die Voraussetzung für künftige Menschengemeinschaften, die aus freien Individualitäten gebildet werden.

Seit es auf Erden das Menschengeschlecht gibt, gab es auch drei Möglichkeiten der Begegnung von Menschenseele zu Menschenseele. Die erste lag in der Berührung. Durch das physische Annähern der physischen Leiblichkeit des anderen Menschen – ob es in Liebe oder Hass geschah – ging ein Wechselstrom des seelischen Lebens von Mensch zu Mensch. An vielen Stellen weiss noch das Evangelium von diesem heiligen Wunder der Berührung zu berichten, «. . . und sie brachten die Kinder zu ihm, dass er sie anrühre . . .». – Die zweite Begegnung vollzieht sich durch das Wort. Was seelisch in der Menschensprache lebt, in der Lautbildung, im Sprachklang, das schafft unmittelbar eine Wirklichkeitsbeziehung von Mensch zu Mensch. Da bedarf es noch nicht einmal des Begriffsinhaltes einer Sprache. Gesprochene Trostesworte vermögen auch durch eine fremde Sprache wirksam zu sein. – Eine dritte, geistige Beziehung kann sich durch das Zeichen vollziehen. In den Zeiten, die vor der Gedankenentfaltung der Menschenseele liegen, waren die Zeichen, deren sich die Eingeweihten bedienten, über die ganze Erde hinweg die bedeutungsvollen

Formen der Offenbarung von Seelen-Innerem zu Seelen-Innerem.

Aus dem Zeichen, in dem noch ein Göttliches sich offenbarte, wurde die Schrift. Diese war zuerst wirkliche Bilderschrift. Das Bild wies noch auf die dahinter wirkende geistige Wirklichkeit. Aus der Bilderschrift wurde die Zeichenschrift. Die Zeichen der Buchstabenschrift offenbaren jetzt nicht mehr die alten Welt-Götter-Bilder. Dafür verbanden sie sich mit dem Gedanken-Inhalt der Seele. Dieser Gedanken-Inhalt war zuerst noch Gott-gegeben, später wurde er – als das Denken nur noch in Schattenbildern der geistigen Weltwirklichkeit zu träumen wusste – als eigenes Erzeugnis der Menschenseele empfunden. Und der Mensch, der gelernt hatte, seine Gedanken in den Zeichen der Buchstabenschrift zu offenbaren, wurde immer mehr in Unsicherheit getrieben, wenn er etwas über den Wirklichkeitswert des Gedankenlebens aussagen sollte. Diese Unsicherheit kommt zur Erscheinung in dem Streit der Nominalisten und Realisten in der Zeit der Scholastik.

Aber immer noch gab es Menschen, die sich ein Gefühl bewahrt hatten von der Heiligkeit des Zeichens, auch dort, wo sich dieses Zeichen in der Buchstabenschrift schon am weitesten entfernt hatte von seiner göttlichen Offenbarungskraft. Solche Menschen fühlten sich verpflichtet, das geschriebene Zeichen in Schönheit aufglänzen zu lassen. So entstanden Schriftwerke von wundersamer Pracht. Die Initialen der Texte der irischen Buchmaler und ihrer Nachfolger bewahren noch die Verbindung der frommen Menschenseele mit dem im Zeichen sich offenbarenden Gedankeninhalt des übermittelten Werkes.

Mit Gutenbergs Erfindung kann die Menschenseele ein ganz neues Erlebnisfeld betreten. Das gedruckte Buch hat sich in seiner Vervielfältigung losgelöst von seinem Autor und seinem Hersteller. Der Leser ist in einer ganz neuen Art auf sich selbst angewiesen. Er beginnt das Buch als etwas Unpersönliches zu

Abb. 26: Aus der 42-zeiligen Bibel Gutenbergs (etwa 1455) ►
Aus dem 6. Kapitel des Matthäus-Evangeliums.

suū oriri facit super bonos ⁊ malos:
et pluit sup iustos et iniustos. Si eni
diligitis eos q̄ vos diligūt: quā mer-
cedem habebitis? Nōne et publicani
hoc faciūt? Et si salutaueritis fratres
vros tātū: qd āplius facitis? Nōne ⁊
ethnici hoc faciūt? Estote ergo vos pfe-
cti: sicut ⁊ pater vester celestis pfectꝰ ē. VI
Attendite ne iusticiā vestrā facia-
tis corā hominibꝫ ut videami-
ni ab eis: alioquin mercedem nō habe-
bitis apud patrem vestrū qui in celis ē.
Cū ergo facis elemosinā noli āte te tu-
ba canere: sicut ypocrite faciūt ī synago-
gis et in vicis ut honorificent ab ho-
minibus. Amen dico vobis: receperūt
mercedē suā. Te aūt faciēte elemosinā:
nesciat sinistra tua quid faciat dextra
tua: ut sit elemosina tua ī abscōdito: ⁊
pater tuus qui videt ī abscondito red-
det tibi. Et cum oratis: non eritis ypo-
crite qui amāt in synagogis et in an-
gulis plateaꝝ stantes orare: ut vide-
antur ab hominibus. Amē dico vo-

erleben. Etwas, das ihn in einer neuen Art frei lässt. Aber da lauert auch eine Gefahr.

Wie war diese Erfindung zustandegekommen? – Ein Mensch bekommt die Inspiration, die wortbildenden Zeichen der Schrift aus ihren Zusammenhängen zu isolieren, das isolierte Zeichen zu vervielfältigen, aus dieser Vervielfältigung neue Zusammenstellungen zu bilden und von den neuen Zusammenstellungen nun abermals – durch den Druck – beliebig viele Reproduktionen zu machen.

Das Merkwürdige an dieser Erfindung ist, dass sie von Anfang an mit einer beinahe absoluten Vollkommenheit auftritt. Alle Dinge, die wir heute im Buchdruck kennen (das Rotationsverfahren ist nur eine unwesentliche Modifizierung des ursprünglichen Flachdrucks) sind von Anfang an gültig gelöst. Ja noch mehr. Es wird heute von allen Buchdruckern neidlos anerkannt, dass die zweiundvierzigzeilige Gutenberg-Bibel noch immer das vollkommenste Werk des Buchdruckes darstellt.

Aber mit dieser technischen Vollkommenheit ist menschliche Unzulänglichkeit aufs engste verbunden. Neid und Streit um Besitzerrechte trüben das helle Bild bewunderungswürdiger menschlicher Kunstfertigkeit. Die Geschichte der Erfindung der Buchdruckerkunst ist ein trauriges Kapitel in der Geschichte der durch den menschlichen Egoismus bewirkten Verirrungen.

Und noch etwas anderes haftet diesem Urphänomen einer technischen Erfindung im Zeitalter der Bewusstseinsseele an: Waren zuerst nur heilige Schriften, Lehrbücher der lateinischen Sprache und Volkskalender gedruckt worden, so zeigte es sich auch bald, dass die «schwarze Kunst» das allerbeste Werkzeug war, um Menschen zu entzweien durch die Verbreitung von Anklagen, Gehässigkeiten, subjektiven und objektiven Unwahrheiten. Neben den wunderbaren Schriften eines Dionysius Areopagita, den Büchern von der Nachfolge Christi, den Erzählungen vom Ackermann und vom Tod, entstanden politische Flugblätter, Pamphlete, Aufhetzungen zu Mord und Totschlag – das Böse konnte auf neue Art wuchern.

Gutenbergs Tat ist gleicherweise ein Markstein auf dem Entwicklungsweg zur Freiheit, zur Unabhängigkeit von Gewissenszwang und Vorurteil, wie ein Schritt, der den Menschen von seinen Ursprungskräften, vom Wort, aus dem alles geworden ist, und damit auch von allem wahrhaft Menschlichen wegzuführen vermag.

Die Vermittlung von Menschenseele zu Menschenseele durch das Wunder der Berührung entfällt beim gedruckten Buch. Das Wort erklingt nicht mehr. Das Zeichen spricht nicht mehr von seinem Götterbilder-Ursprung. Es ist zur toten Letter geworden. Und die Götter vermögen es nicht zu lesen. Aber das ist das Geheimnis der Bewusstseinsseele, dass sie die Aufgabe hat, aus dem Toten den Geist auferstehen zu lassen.

Aus dem Weltgebiet der Todeskräfte kam die Inspiration zur Erfindung des Buchdrucks. Sie kam als Gegeninspiration zu dem Wirken der guten göttlich-geistigen Mächte. Die Todeskräfte sind zugelassen von der Weltenordnung. Und die Kraft, die den Tod überwindet, hat gnadevoll zu wirken begonnen. Diese Kraft kann in der menschlichen Bewusstseinsseele gefunden werden. Dieselbe Kraft kann dem Buch seine neue Aufgabe geben. Dann wird es Bücher geben, in denen das Zeichen eine Auferstehung feiert, aus denen das Wort heilig neu erklingt, Bücher, die dem Leser die Berührung von Menschengeist zu Menschengeist zum Erlebnis werden lassen.

Darum durfte Rudolf Steiner im Nachwort zu dem Buche «Wie erlangt man Erkenntnisse der höheren Welten?» schreiben: «Wenn gesagt ist: der Geheimschüler bedürfe der persönlichen Anweisung, so fasse man dies doch so auf, dass das Buch selbst eine solche persönliche Anweisung ist. In früheren Zeiten gab es Gründe, solche persönliche Anweisungen dem mündlichen Geheim-Unterrichte vorzubehalten; gegenwärtig sind wir auf einer Entwickelungsstufe der Menschheit angelangt, in der das geisteswissenschaftliche Erkennen eine viel grössere Verbreitung erfahren muss als früher. Es muss in ganz anderem Masse jedem zugänglich sein als in alter Zeit. Da tritt eben das Buch an die Stelle der früheren mündlichen Unterweisung.»

Gutenbergs Tat kann im Zeitalter der Bewusstseinsseele auch dazu verhelfen, dass aus dem Tode der Geist auferstehe.

Hieronymus Bosch – ein Maler des Unter- und Übersinnlichen

Im Nordbrabantmuseum der Stadt s'Hertogenbosch in den Niederlanden wurde 1967 eine Ausstellung von Malereien und Zeichnungen gezeigt, welche von weit her zahlreiche Besucher anlockte, die mit Staunen und Verwunderung, aber oft ein bisschen hilflos vor diesen rätselhaften Darstellungen standen.

Es ist die Vaterstadt des grossen Malers, die diese Ausstellung veranstaltet hat. Zwar waren nicht die grossen Werke des Hieronymus Bosch zu sehen, die in dem Prado-Museum in Madrid stehen (Madrid hat ein strenges Ausleihverbot für die grossen Altartafeln dieses Meisters), auch fehlte der wunderbare Johannes auf Patmos vom Berliner Museum, aber doch war so manches von Originalwerken und noch mehr von den zahlreichen – zum Teil sehr guten – Kopien seiner Schüler und anderer Zeitgenossen zu sehen, dass nicht nur ein Überblick über das Gesamtschaffen des Meisters möglich ist, sondern auch unmittelbar die Tatsache in die Augen springt, welch grosse Bedeutung die Menschen seiner Zeit diesem Künstlerwerk beigemessen haben.

Hieronymus Bosch lebte im Beginn des Zeitalters der Bewusstseinsseele, (etwa von 1450–1516). Dieses Zeitalter hat die Aufgabe, zunächst die Reste der alten imaginativen Fähigkeiten der Menschenseele zum Verlöschen zu bringen und dafür den Blick für die Sinneswelt freizumachen, um aus solchem Sinneserleben eine neue Stufe des Selbstbewusstseins für diese Menschenseele zu gewinnen. Die Reste der alten Hellseherfähigkeiten vermochten nicht mehr die höheren Seelen- und Geistgebiete schauend zu erreichen. Sie blieben vielfach hängen in jenem Zwischenreich, in dem die abgefallenen Widersacherwesen hausen, die die «schlimmen Dienste» im

Abb. 27: Hieronymus Bosch (1450–1516) ►
Zeitgenössischer Kupferstich.

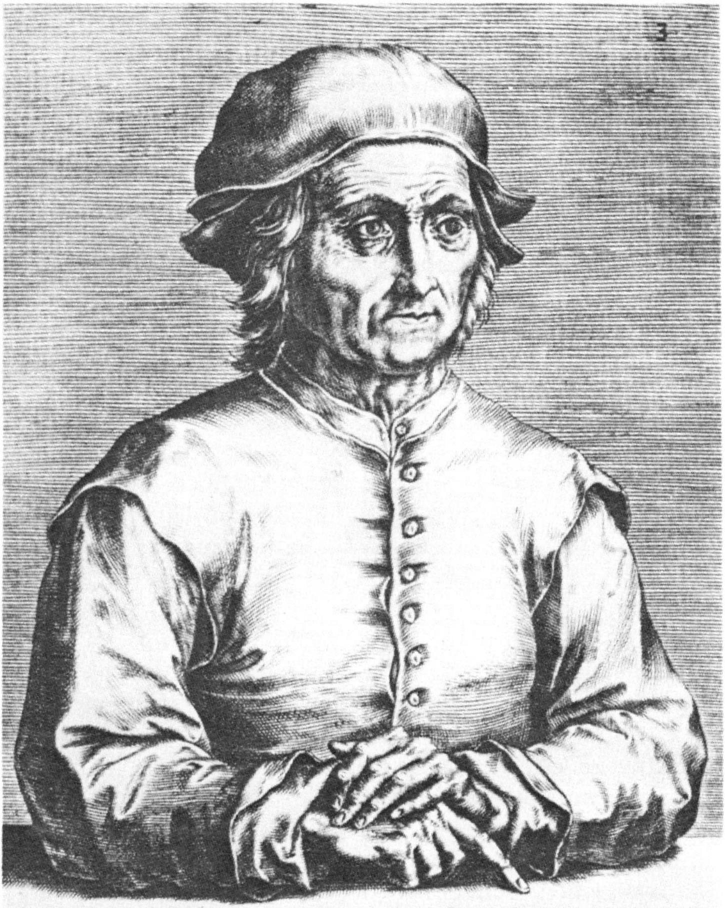

HIERONYMO BOSCHIO PICTORI.

Quid sibi vult, Hieronyme Boschi,
Ille oculus tuus attonitus? quid
Pallor in ore? velut lemures si
Spectra Erebi volitantia coràm
Aspiceres? Tibi Ditis auari
Crediderim patuisse recessus,
Tartareasque domos · tua quando
Quicquid habet sinus imus Auerni
Tam potuit bene pingere dextra.

Weltgeschehen leisten müssen. Dieses Zwischenreich durchwandert die Menschenseele nach jedem Einschlafen und vor jedem Aufwachen auch heute noch unbewusst. Je nach ihrer moralischen Qualität verweilt sie kürzere oder längere Zeit darin.

Es gab nun in den Jahrhunderten vor und nach dem Beginn des Bewusstseinsseelenzeitalters genügend Menschen, die aus der Tradition heraus von der Wirklichkeit dieses Zwischenreiches wussten, ohne dieses Reich bewusst oder halbbewusst erleben zu können. Für solche Menschen war die grosse Sorge, ob nicht eines Tages die geistige Welt nur noch als eine Dämonen- oder Teufelswelt den Menschen gelten könne, aus welcher die schlimmsten Kräfte für die Sinneswelt gezogen würden. – Sie glaubten das Rechte zu tun, wenn sie auf die entschiedenste Art alles bekämpften, was den Menschen in eine Erlebnisbeziehung zu diesem Zwischenreich brachte. Die grausigen Hexenprozesse haben darin ihren Ursprung.

Andere Menschen wieder – sie hatten weniger Furcht vor dem Erleben dieser Dämonenwelt – wollten in bewusster Seelentätigkeit dem Zwischenreich der unguten Geister gegenüberstehen. Sie wussten, dass der Mensch sich mit den Widersachermächten aus eigener Kraft auseinandersetzen *muss,* wenn er die höheren Geisteswelten erreichen will, aus denen die Inspirationen für das Evangelium und andere heilige Schriften gekommen waren. Man denke an die Seelenkämpfe eines Martin Luther oder gewisse Erfahrungen, die Albrecht Dürer in manchem seiner Holzschnitte festgehalten hat, auch an die Wahrnehmung jener Krankheitsdämonen, die Grünewald auf seinem Isenheimer Altar abbilden konnte. Das waren doch Wirklichkeiten.

Zu denen, die einen tiefen Einblick in dieses Zwischenreich hatten, gehörte Hieronymus Bosch. Er kannte aus eigener Seelenerfahrung die «grausigen Gewalten, die das Leben an allen Ecken und Enden bedrohen». Er wusste, dass es der Schleier der Sinneswelt ist, der diese Unwesen zunächst verhüllt. Aber er wusste auch, dass für den künftigen Menschen einmal die Aufgabe bestehen werde, sich aus den Eigenkräften des Selbstes bewusst mit diesen Wesen auseinanderzusetzen. Dazu musste man sie kennen. Der Künstler hatte – so dachte er – die Aufgabe, diese Wesen in das Sinnesbild zu zwingen. Da sollten sie zu sehen sein, diese furchterregenden und verführerischen Gestalten, die Diener des Ahriman und des Luzifer. Der Mensch sollte wissen von diesen dämonischen Urbildern, die den Menschen zum Erfinder von zerstörerischen technischen Gestaltungen werden lassen.

Und da sind sie nun, mit minutiöser Genauigkeit auf die Holztafeln gemalt, im Stile eines «Geist-Naturalismus». Da sind sie, in unmittelbarer Nachbarschaft der Gestalten aller Naturreiche, der bunten Vögel und Fische, der Blumen und Wolken und Landschaften, aber auch dort, wo die drei Magier das Christkind anbeten, wo der Heiland auf der Hochzeit von Kana das Wasser in Wein verwandelt, wo Christophorus das Kind durch die Flut trägt, wo der heilige Antonius im Gebet die Vereinigung mit der Christuskraft erreichen möchte. Sie sind überall dort, wo dem Jünger Christi auf Patmos die hohe Gottesoffenbarung zuteil wird oder wo der Einsiedler beschaulich in seiner Zelle im Walde sitzt. Und ganz besonders dort, wo sie an die Menschenseele unmittelbar herantreten können, wenn diese Seele belastet ist von Neid und Missgunst, Habsucht und Eitelkeit, von Phantastik und Aberglauben, von falschem Intellektualismus und schlimmen Begierden.

Hieronymus Bosch weiss, dass der Künstler nicht nur «das Schöne» zu schaffen hat, dass er auch das Hässliche künstlerisch darstellen muss. So wie die Farbe die Offenbarung der Taten und Leiden des Lichtes ist, so darf der Künstler die Farben zur Offenbarung der die Welt durchwallenden Liebeskräfte ebenso benützen wie zur Darstellung der bösen Gegenmächte, die den Menschen von seinen göttlichen Ursprungskräften und von seinem Erdenziel trennen wollen.

Vielleicht ahnt von solchen Zusammenhängen der eine oder andere der vielen tausend Besucher dieser Ausstellung etwas. Vielleicht frägt er sich auch: gibt es eine Möglichkeit, sich vom Kunstwerk anregen zu lassen, einen Erkenntnisweg in die Welt der geistigen Wirklichkeit zu suchen?

Was wir Albrecht Dürer verdanken

Jeder, der heute in einem Buch oder in einer Zeitung die photographische Wiedergabe eines Gegenstandes oder eines Geschehens abgebildet sieht, gibt sich dem Glauben hin, dass diese Abbildung «richtig» sei, das heisst, dass sie genau dasjenige wiedergebe, was der Mensch mit gesundem Sehvermögen in gleicher Art erblicken würde, wenn er in der Welt des Raumes zur gleichen Zeit dem betreffenden Objekt gegenüberstünde. Selbst wenn auf eine farbige Wiedergabe verzichtet ist oder die Farbwiedergabe unzulänglich sein mag, wird dies alles als selbstverständlich hingenommen, wie man ja auch weiss, dass man es mit einem «Bild» zu tun hat.

Aber sehen wir wirklich die räumliche Welt so, wie sie auf dem in die Ebene gebrachten Bilde erscheint? Sehen wir wirklich die uns umgebende Welt «perspektivisch», d.h. auf eine irgendwie gedachte ebene Fläche projiziert? Gibt uns nicht vielmehr jede Veränderung unseres Beobachtungsstandpunktes, selbst wenn es eine noch so flüchtige oder kleine Bewegung unseres Hauptes wäre, einen neuen und veränderten Eindruck von einer gegebenen Situation? (Rudolf Steiner nennt in der «Philosophie der Freiheit» die «Abhängigkeit meines Wahrnehmungsbildes von meinem Beobachtungsorte eine mathematische», im Gegensatz zu der durch meine Organisation bedingten qualitativen Abhängigkeit.)

Wenn schon die uns durch die Sinnesbeobachtung gegebene Welt eine Welt des Scheines sein mag – und sie *ist* es wirklich –, so ist das auf die Ebene projizierte Bild nur der Schein eines Scheines.

Aber wie kommt es zu diesem Bild?

In älteren Zeiten der Menschheitsentwicklung, etwa in der zweiten nachatlantischen Kulturperiode, der altiranischen, erlebte der Mensch durch das Auge die Erscheinungen der Welt in ihren Farboffenbarungen. Aber die Farben waren ihm wie Kleider geistiger Wesen. Man sprach nicht von einem

Stoff, an welchem die Farben haften. Und die Formen wurden nicht als «Umrisse» der Erscheinungen erlebt. Als ob eine Pflanze oder ein Tier oder ein Berg oder eine Wolke eine lineare Begrenzung hätten!

Dieses geistig-sinnliche qualitative Erleben der Welt ging verloren. Es trat schon zurück in der ägyptischen Zeit, verringerte sich in der griechisch-lateinischen Kulturperiode, doch blieb dem Menschen immer noch ein Qualitätsverhältnis zu den Welterscheinungen in Raum und Zeit. Man «wusste», wie die Welt aussah, man «dachte» nicht die Erscheinungsformen in linienhaft begrenzter Art. Das ganze Sinnesleben hatte noch einen mehr imaginativen Charakter.

Das wird mit einem Schlage anders mit dem Beginn des Zeitalters der Bewusstseinsseele. Nie gab es in der Bewusstseinsentwicklung der Menschheit einen mächtigeren Umschwung in der Seelenhaltung als im 15. Jahrhundert. Das Bild der Welt wird anders, und anders wird das Bewusstsein des Menschen von seinem eigenen Ich.

Die wirklichen Ursachen dieser Veränderungen sind in der geistigen Welt und in den Gedanken und Taten der Wesen dieser höheren Welten zu suchen. Die Tatenfolgen dieses Wirkens werden in der Sinneswelt im Denken und Handeln der Menschen offenbar.

Eine der eindrucksvollsten Offenbarungen dieses neuen Welt- und Selbsterlebens kann man durch die Betrachtung des Lebens und Schaffens des Nürnberger Meisters Albrecht Dürer empfinden.

Es sei im folgenden nur auf *ein* Gebiet dieses Schaffens hingewiesen. Es ist das Gebiet des neuen Raumerlebens auf dem Bildgrund der ebenen Fläche. Als der junge Dürer nach der Goldschmiedelehre beim Vater und nach der Malerlehre beim Meister Michael Wolgemut auf Wanderschaft ging, lernte er in Colmar die Kupferstiche von Martin Schongauer kennen. Aber er hörte dort auch von den italienischen Künstlern, welche die neue Kunst der Perspektive übten und die imstande wären, den menschlichen Leib in seiner reinen Sinneserscheinung darzustellen. So war es für ihn ausgemacht, dass er bald nach seiner Rückkehr in die Heimat den Weg nach Italien neh-

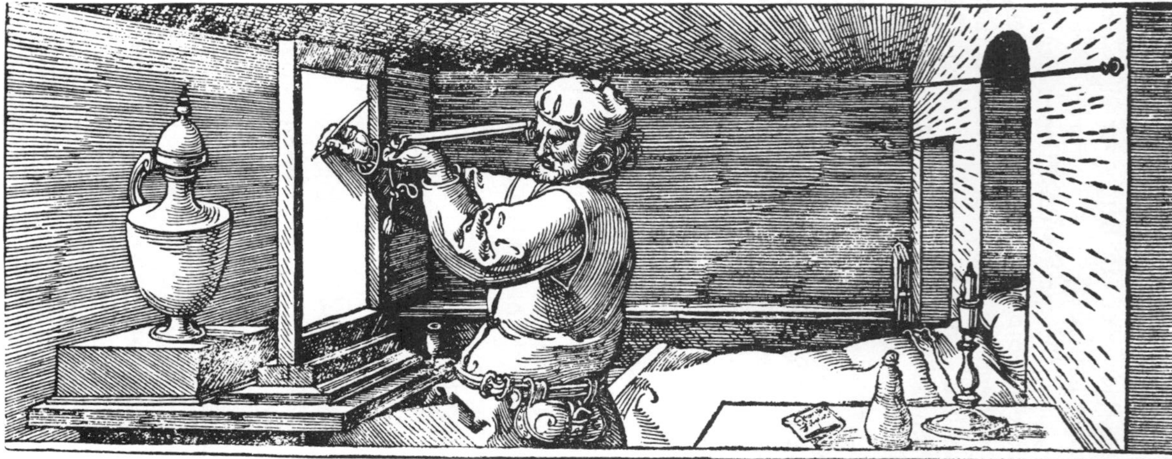

28a

Abb. 28 a–d: Albrecht Dürers Methoden der Bildprojektion
Vier Methoden Albrecht Dürers, einen räumlichen Gegenstand mathematisch genau auf eine Bildebene zu projizieren.
Aus dem graphischen Werk.

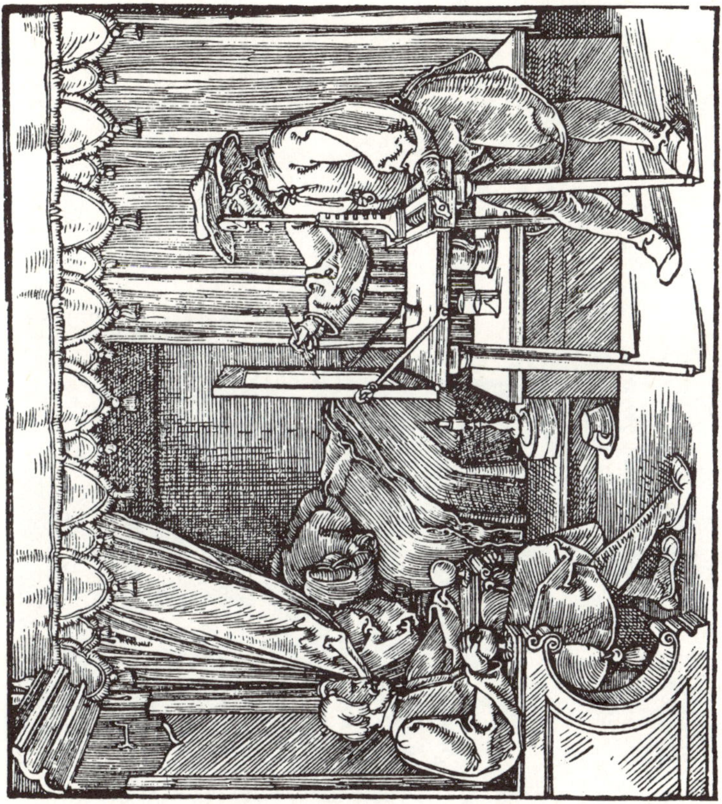

28b

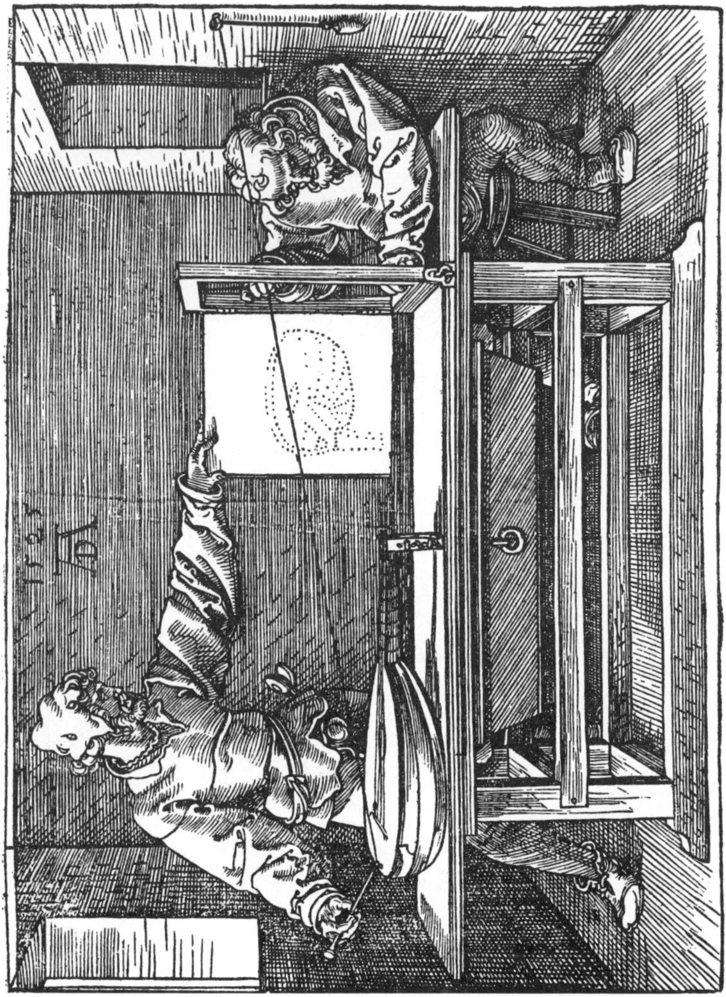

286

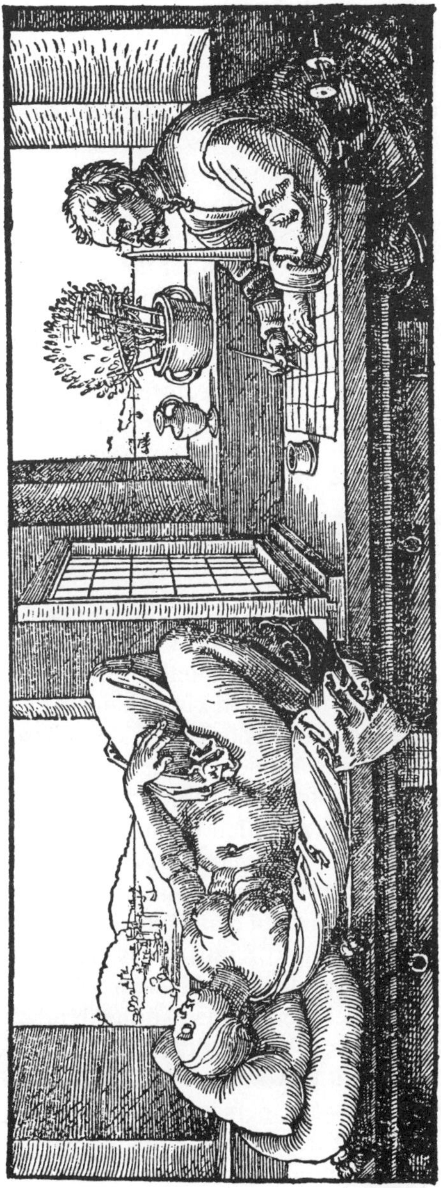

28d

men müsse, um dort die Kunst der «prospettiva» und das «nackete bild» gründlich zu erlernen.

Und er lernte gründlich. Was den italienischen Meistern, einem Andrea Mantegna, einem Leonardo da Vinci, einem Raphael wie eine Naturgabe geschenkt erscheinen mochte, ihm, dem Künstler aus dem Norden, wurde die neue Kunstdarstellung zum Erkenntnisproblem, das unablässig nach einer Lösung in Gedankenform drängte.

Man verfolge, wie Albrecht Dürer die perspektivische Darstellung der Welt sich zum Bewusstsein bringt. Ihm ist es nicht nur darum zu tun, seine Gemälde, Kupferstiche und Holzschnitte nach der neuen Art des Sehens zu gestalten. Er will diese neue Art auch gedanklich rechtfertigen. Er sucht die mathematischen Gesetzmässigkeiten auf, die zur Konstruktion perspektivischer Bilder führen.

Die Frucht dieser Gedankenarbeit ist sein Buch «Vnderweysung der messung mit zirckel und richtscheyt in linien, ebenen und ganzen corporen». Das Buch ist im Jahre 1525 in der Offizin von Anton Koberger, dem Paten Albrecht Dürers, gedruckt worden. Man hat es mit Recht das erste Mathematikbuch in deutscher Sprache genannt.

Man suche die bildhaften Darstellungen dieses Buches auf, in denen gezeigt wird, mit welch künstlicher Konstruktion das perspektivische Bild einer schräg auf dem Tisch liegenden Laute aufs genaueste gefunden werden kann, oder wie man durch ein senkrecht aufgestelltes Gitternetz die Welt betrachten und perspektivisch abbilden kann.

Die Menschen, die als Zeitgenossen Albrecht Dürers dessen Kunstschöpfungen sahen, waren erstaunt, dass so die Welt aussehen solle, dass ein Haus auf dem Bilde kleiner sein könne als ein Mensch, dass Gras und Kraut («das grosse Rasenstück») sich so abbilden lassen, dass das Häslein schräg in perspektivischer Verkürzung gesehen werden könne. Und die Menschen lernten im Betrachten solcher Bilder die Welt neu sehen.

Was war aber damit gewonnen? Der Mensch erblickte nun die Welt von *seinem* ganz persönlichen Standpunkte aus. Er erlebte diese Welt auf den Schein einer Ebene projiziert. Ein neues Scheinbild entstand. Und diesem Scheinbild gegenüber konnte sich der Mensch immer mehr als freies Wesen erleben.

Dies war in der Art des alten Bild-Erlebens, das noch einen Rest von Seins-Charakter hatte, nicht möglich gewesen. Für die Bewusstseinsseele wird es möglich. Denn «der Mensch wird dadurch frei, dass er mit seiner Bewusstseinsseele aus dem Sein sich erhebt und in dem *nicht-seienden* Bildwesen auftaucht». So schildert es Rudolf Steiner.

Dürer ist der grösste unter den Künstlern nördlich der Alpen, der den Weg zu dem neuen Sehen aufzeigte. Er ist damit einer der grossen Wegbereiter der menschlichen Freiheit. Denn im perspektivischen Sehen und im Malen der Menschengestalt nach der reinen Sinneserscheinung kommt es zu dem nicht-seienden Bildwesen. Es ist der Schein des Scheines.

Und so bekommt das alte Mysterienwort im Zeitalter der Bewusstseinsseele einen ganz neuen Sinn, wenn es zu dem Menschen spricht:

«Du Schein des Scheines, lerne dich erkennen.»

Zur Lebensgeschichte des Trithem von Sponheim

Vor fünfhundert Jahren, am 1. Februar des Jahres 1462, dreissig Minuten nach elf Uhr nachts, wurde dem Ehepaar Johann vom Heidenberge und Elisabeth aus Langenweiler in dem Dorf Trittenheim an der Mosel ein Knabe geboren, der in der Taufe den Namen seines Vaters, Johannes, erhielt. Kaum ein Jahr alt, starb ihm der Vater. Die Mutter erzog den Sohn liebevoll bis zu seinem achten Lebensjahre. Dann vermählte sie sich wieder, und damit begann eine harte Zeit für den strebsamen und wissbegierigen Knaben. Denn der Stiefvater behandelte ihn mit ausgesuchter Härte und verschloss ihm jede Möglichkeit zur Ausbildung seiner grossen Anlagen. So wuchs er ohne jegliche Bildung auf bis in sein fünfzehntes Lebensjahr. Da hatte er, nachdem er mit Fasten und Beten sich lange an Gott gewandt hatte, «eine himmlische Erscheinung». Er sah eine glanzvolle Jünglingsgestalt, welche zwei Tafeln in der Hand hielt. Auf der einen Tafel waren wundersame Bilder gemalt, die andere war mit Buchstaben beschrieben. Der Jüngling sprach zu Johannes: «Wähle von den beiden Tafeln eine, welche du willst.» Und da die Kenntnis der Schrift für ihn das Ziel seines ganzen Strebens war, wählte Johannes die beschriebene Tafel. Darauf sagte der Jüngling zu ihm: «Siehe, Gott hat dein Gebet erhört und dir gegeben, was du begehrt hast, und zwar mehr als du begehren konntest.»

Kurze Zeit später sprach Johannes mit einem Nachbarn, der über einige Schulkenntnisse verfügte, und dieser versprach ihm zu helfen. Aber er konnte nur des Nachts – denn der Stiefvater durfte davon nicht wissen – zu dem freundlichen Manne gehen, der ihm die ersten Anweisungen zum Lesen und Schreiben gab. Nach sieben Tagen beherrschte Johannes das Alphabet vollständig und nach Ablauf eines Monats konnte er mühelos Bücher in deutscher Sprache lesen. Jetzt wurde der Geistliche des Orts auf Johannes aufmerksam, auch sein Oheim, der sein Vormund war, wollte für seine Ausbildung sorgen. Aber die Härte des Stiefvaters wurde zur Grausamkeit, so dass Johannes sich veranlasst sah, aus dem elterlichen Hause zu fliehen.

Er wandte sich zuerst auf die Hohe Schule in dem nahen Trier, dann durchwanderte er die Niederlande und zog schliesslich nach der Universität Heidelberg. Dort lehrte der bedeutende Humanist Jakob Wimpheling aus Schlettstadt. Er war damals Rektor der Universität. Mit ihm befreundete sich der junge Johannes Trithemius (wie er sich jetzt nach seinem Heimatort, latinisiert, nannte). Bei Conrad Celtes erlernte er die griechische Sprache, bei einem armen Juden, der zum Christentum übergetreten war, das Hebräische. Als der grosse Johann Reuchlin an die Universität nach Heidelberg gerufen wurde, konnte Trithemius bei diesem bedeutenden Kenner der alten Sprachen seine Kenntnisse zur vollkommenen Ausbildung bringen.

Nach dreijähriger Abwesenheit von der Heimat wollte Johannes Trithemius seine Mutter wiedersehen. Mit einem Studiengefährten brach er zu Anfang des Jahres 1482 von Heidelberg auf. Der Weg der beiden Freunde führte über Worms und Kreuznach an dem Benediktinerkloster St. Martin in Sponheim vorbei. Dort kehrten die beiden ein. Es war am 25. Januar, 1482, um die neunte Stunde des Vormittags, am Tage der Bekehrung des Paulus. Sie wurden von den Mönchen freundlich aufgenommen und bewirtet. Dann zogen sie weiter. Aber dann hinderte sie ein gewaltiges Schneegestöber am Weiterkommen. Sie suchten Schutz in dem nahen Bockenauer Wald. Aber das Schneetreiben wütete immer ärger. Da riet der Begleiter, ins Kloster zurückzugehen. Trithemius willigte ein, sagte aber ahnungsvoll zu dem Reisegefährten: «Wenn wir in das Kloster zurückgehen, wirst du mich dort bleiben sehen.»

Und so geschah es. Heinrich von Holzhausen, der Prior des Klosters, war tief beeindruckt von der Gelehrsamkeit des Heidelberger Studenten. Er lud ihn zu längerem Aufenthalt im Kloster ein. Nach acht Tagen, es war an seinem zwanzigsten Geburtstag, legte Trithemius das Klostergewand an. Nach weiteren sieben Wochen, am Tage des heiligen Benedikt, trat er sein Noviziat an. Und im November desselben Jahres legte er die Ordensgelübde ab. Johannes Trithemius war Mönch geworden.

Das Zeitalter der Bewusstseinsseele, das mit dem fünfzehnten Jahrhundert seinen Anfang genommen hatte, liess den Menschen zu einem ganz neuen Erleben seiner intellektuellen Fähigkeiten kommen. Wer seine Seelenkräfte im Sinne dieses Zeitalters betätigte, musste notwendigerweise sich dazu gedrängt fühlen, sowohl die überlieferten Glaubenswahrheiten als auch die Naturoffenbarungen vor der menschlich gewordenen Intelligenz zu rechtfertigen. Mit Bezug auf die Naturerscheinungen kann dies gelingen, insofern diese Naturerscheinungen immer mehr als reine Sinneswahrnehmungen von der Seele erlebt werden. Aber im Hinblick auf all das Geistigwesenhafte, das bis dahin rein seelisch erlebt worden war, und im Hinblick auf die Inhalte und Verrichtungen des christlichen Kultus, die von der Seele imaginativ ergriffen worden waren, musste vieles, was bis dahin als unerschütterlich gegolten hatte, ins Wanken kommen. Eine Folge davon waren die vielerlei Missstände im kirchlichen Leben. Die grossen Konzilien des 15. Jahrhunderts suchten diesen Übelständen entgegenzutreten. Sie hatten keinen Erfolg. Und man begann zu fühlen, dass die Zeit des Mönchtums eigentlich abgelaufen sei.

Aber die Kräfte der abklingenden Verstandes- oder Gemütsseele – und diese Kräfte vermochten das Geistige und das Naturhafte noch in lebendiger Wechselwirkung zu erleben – waren bei einem grossen Teile der europäischen Bevölkerung noch nicht versiegt. Zwar vermochten diese Kräfte sich nicht mehr zu einer Anschauung der höheren geistigen Welten zu erheben. Aber sie liessen noch den Einblick offen in das Walten der elementarischen Wesen. Und auch dorthin reichten sie, wo in einer an die Sinneswelt unmittelbar angrenzenden niederen geistigen Welt all jene Wesen des Zwischenreiches waren, die von den Malern dieser Zeit in den Darstellungen der Versuchung eines Antonius oder anderer Heiligen oft sehr realistisch abgebildet wurden. Für die vorgeschrittenen Menschen waren diese Wesen nicht mehr wahrnehmbar. Für Menschenseelen, die noch an den alten Seelenkräften lebendigen Anteil hatten,

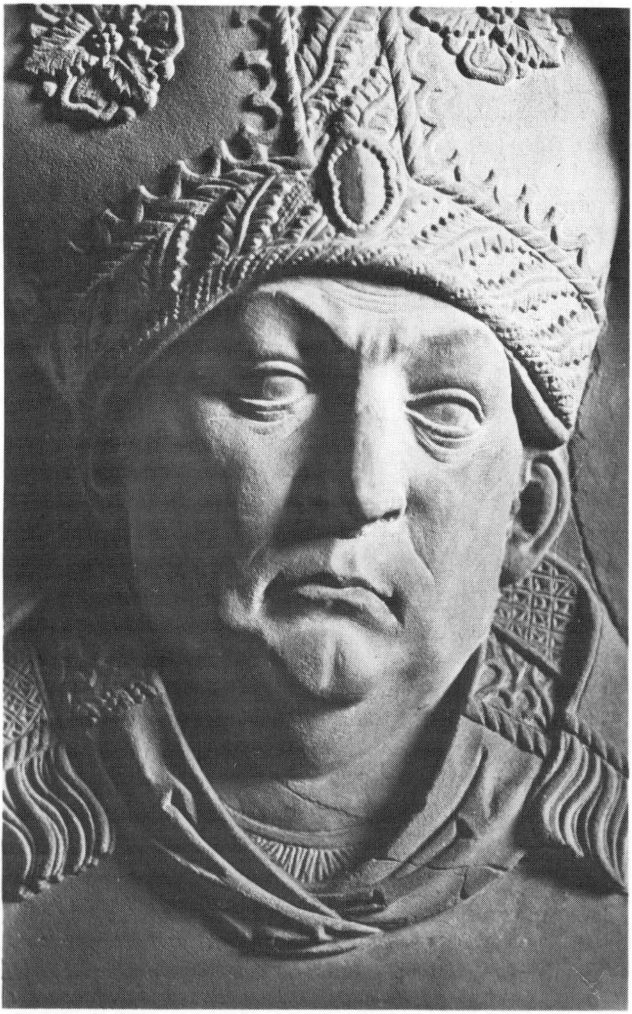

Abb. 29: Trithem von Sponheim (1462–1556)
Aus dem Grabmal von Tilman Riemenschneider in Würzburg.

waren sie von einer bedrückenden oder seltsam lusterregenden Realität. Alles, was in dieser Zeit und auch noch in den beiden folgenden Jahrhunderten als der sogenannte «Hexenwahn» sich geltend macht, hängt mit solchen Seelenerlebnissen zusammen. Man fürchtete diese Kräfte und man konnte die Natur doch noch nicht ohne diese Kräfte denken. So konnte es geschehen, dass ganz erleuchtete Menschen, die kraftvoll und froh sich der neuen Seelenfähigkeit der persönlich gewordenen Intelligenz bedienten, um in der Natur die natürlichen Kräfte zu finden, immer wieder in ein irrtumsvolles Verhältnis zur «Magie» kamen. Oder sie mussten die von ihnen gefundenen Erkenntnisse in einer Art zur Darstellung bringen, die dann von den Zeitgenossen und auch von späteren Ausdeutern ganz gründlich missverstanden wurde. Agrippa von Nettesheim, der seine im Jahre 1510 verfasste «Philosophia occulta» erst im Jahre 1531 zu veröffentlichen wagte, Paracelsus und viele andere seiner Art entgingen solchen Urteilen bis heute nicht. Und auch Johannes Trithemius musste es erleben, dass, sooft er auch seine unwandelbare Treue zur Kirche aussprach, eines seiner bedeutendsten Bücher von der Kirche verdammt wurde.

Noch kein Jahr war vergangen, seitdem Johannes Trithemius die Ordensgelübde abgelegt hatte, da wurde der Abt Johannes von Kolenhausen, dem die Abtei Sponheim unterstand, an die Stelle des verstorbenen Abtes des Klosters Seligenstadt abberufen. Der Prior Heinrich setzte im Einverständnis mit den Klosterangehörigen einen Tag für die Wahl eines neuen Abtes fest. Aber die Mönche verzichteten auf ihr Wahlrecht und übertrugen die Entscheidung zwei Äbten, die als Visitatoren gekommen waren, dem Prior, dem Kustos und dem Magister der Laienbrüder. Die Wahl fiel einmütig auf den jungen Trithemius, und dieser wurde noch am 9. November desselben Jahres – es war der Tag vor der Geburt Martin Luthers – vom Bischof Berthold in Mainz zum Abte geweiht.

Das Kloster Sponheim, im 12. Jahrhundert gegründet, war im Laufe des 15. Jahrhunderts nicht nur in Verarmung und Verschuldung geraten, sondern war auch nach vielen vergeblichen Versuchen einer Reformation nur mit Hilfe anderer Klöster mit Mönchen und Novizen versehen worden. Für den neuen Abt gab es in den folgenden Jahren Arbeit genug. Über der Liebe zu seinen Büchern vergass er nicht die Erfordernisse des Alltags. Er erwies sich als eine durchaus praktisch veranlagte Natur. Er löste verpfändete Güter ein, sorgte für die gründliche Wiederherstellung der Klostergebäude, vernachlässigte dabei keine der Ordenspflichten und war seinen Mönchen ein rechtes Vorbild.

Aber seine besondere Liebe galt doch den Büchern. Die Klosterbibliothek war einmal reich gewesen. Als Johannes Trithemius Abt wurde, waren nur 48 geringwertige Bücher im Besitz des Klosters. Wo immer auf den Reisen im Dienste seines Ordens der Abt andere Klöster zu besuchen hatte, studierte er fleissig die Bücherverzeichnisse und erwarb durch Kauf oder Tausch im Laufe der nächsten zwei Jahrzehnte so viele und bedeutende Bücher, dass die Bibliothek des Klosters Sponheim weit berühmt wurde. Und weit berühmt wurde auch ihr Abt, der selber Buch auf Buch schrieb und dessen Wissen von den Zeitgenossen uneingeschränkt bewundert wurde. Fürsten und Gelehrte aus vielen Ländern suchten das Kloster Sponheim auf, holten sich Rat in den schwierigsten Fragen bei dem grundgelehrten Abt und bestaunten die Bibliothek mit ihren zweitausend Bänden, unter denen sich ausser den deutsch oder lateinisch geschriebenen auch solche in griechischer, hebräischer und chaldäischer Sprache befanden, desgleichen arabische, indische und ruthenische Werke neben französischen, italienischen und böhmischen Büchern. Und Trithemius war mit dem Inhalt dieser Schriften und Drucke wohlvertraut.

Die ersten 14 Schriften, die Trithemius selbst verfasste und die im Druck erschienen sind, waren ganz dem Mönchstum und der Ordensregel gewidmet, immer auf die Reformierung des Klosterwesens bedacht. Dann aber folgen grosse geschichtliche Darstellungen. Es ist viel darüber gestritten worden, ob Trithemius in seinen Geschichtsberichten glaubwürdig ist. Zweifellos formten sich ihm die zur Verfügung stehenden Quellenschriften mitunter zu Bildern, die für den «wissenschaftlichen Historiker» nicht zuverlässig genug sind, aber gleichwohl sind die Chroniken von Hirsau, von den Bayerherzögen, von Sponheim und von Würzburg bedeutende Geschichtswerke.

Aber mehr noch als durch diese historischen Bücher vermehrte sich der Ruhm des Sponheimer Abtes durch Schriften, die zunächst nicht dem Druck anvertraut wurden, sondern die in mehr oder minder geheim gemachten Abschriften weite Verbreitung fanden. Da war zunächst die «Steganographie» (Geheimschrift). Als Trithemius an diesem Werke, das ihn später in den Ruf eines Zauberers bringen sollte, arbeitete, gab er einem befreundeten Karmeliter in Gent brieflich einen ausführlichen Bericht über den Inhalt und das Zustandekommen dieser umfangreichen Schrift. Aber als der Brief nach Gent kam, war der Freund kurz zuvor gestorben. Der Prior des Karmeliterklosters öffnete den Brief, gab ihn anderen zu lesen, diese schrieben den Brief ab, und so verbreitete sich derselbe in kürzester Zeit durch ganz Frankreich und Deutschland. Zwar versicherte Trithemius in der Vorrede zum ersten Buche der «Steganographie», dass nichts darin enthalten sei, was dem katholischen Glaube wiederspreche, aber das konnte nicht verhindern, dass das Buch, das hundert Jahre später im Druck erschien, gleichwohl auf den Index gesetzt wurde. Aber im Jahre 1676 wies Wolfgang Ernest Heidel nach, dass Trithemius die vielen Geisternamen und scheinbaren Beschwörungsformeln nur benutzt habe, um dahinter die Schilderung rein natürlicher Zusammenhänge zu verbergen. (Rudolf Steiner hat in seinem Buche «Die Mystik im Aufgange des neuzeitlichen Geisteslebens» nachdrücklich auf diese Tatsache hingewiesen.)

Trithemius war im Jahre 1505 von dem jungen Markgrafen Joachim von Brandenburg nach Berlin eingeladen worden. Dort verfasste er sein Werk «Panalethia» (Volle Wahrheit), in welchem er den Inhalt der vielen Gespräche mit dem Markgrafen niedergelegt hatte, ferner ein Opus hieraticum, ein Arzneibuch. Bis Ostern 1506 blieb er in Berlin, hoch verehrt von den Bürgern dieser Stadt. Dann reiste er zu seinem Kloster zurück. Auf der Rückreise sollte er in Gelnhausen mit dem Dr. Faust zusammentreffen. Aber als dieser, der sich «Magister Georg

Sabellicus, Faust junior, Born der Nekromantiker, Astrologe, zweiter Magus, Chiromantiker, Agromantiker, Pyromantiker und in der Wasserkunst der Zweite» nannte, von der Ankunft des Trithemius hörte, floh er eilends aus der Stadt und vermied eine Begegnung.

Aber in sein Kloster kehrte Trithemius nicht zurück. Während seiner Abwesenheit hatte sich dort eine starke Gegnerschaft gegen den Abt gebildet. Viele Äbte anderer Klöster versuchten den Streit beizulegen. Es gelang nicht. Trithemius hatte viele Angebote von mächtigen Fürsten, «aber» – so schrieb er dem gelehrten Konrad Peutinger – «der Fisch in der Küche und der Mönch am fürstlichen Hofe scheinen mir von der grössten Gefahr nicht entfernt zu sein, beiden droht der Tod, dem einen der natürliche, dem anderen der geistige». Deshalb sagte er mit Freuden zu, als ihm die erledigte Abtei St. Jakob zu den Schotten in Würzburg angeboten wurde. Noch zehn Jahre lebte er dort, unermüdlich tätig für sein Kloster, dabei in Verbindung mit vielen Gelehrten und Fürsten, besonders mit dem Kaiser Maximilian. Er wollte noch eine Geschichte Deutschlands schreiben, ferner ein Buch über die Dämonen (nachdem er schon früher – im Jahre 1508 – seinen «Antipalus Maleficiorum» [Gegner der Hexereien] abgefasst hatte). Da nahm ihn ein rascher Tod hinweg am 13. Dezember 1516.

Die Weissagungen des Trithem von Sponheim

Rudolf Steiner schildert in der «Geheimwissenschaft», wie innerhalb der Welt- und Menschheitsentwicklung für das menschliche Bewusstsein dadurch eine ganz neue Situation geschaffen wurde, dass dieses Bewusstsein durch den Eingriff der luziferischen und ahrimanischen Mächte seines ursprünglichen Charakters als Spiegel des kosmischen Umkreises verlustig ging. Mit diesem Eingriff war dem Menschen zwar das Eigendenken und Eigenwollen verliehen. Aber das menschliche Fühlen musste damit eine Wandlung durchmachen, die sich als folgenschwer zeigte. Es verwandelten sich Gefühle, die ohne den genannten Eingriff «ganz anders gewirkt hätten», in *Furcht.* Dies steht im Zusammenhang mit der Tatsache, dass als Folge des luziferischen und ahrimanischen Einflusses das Bewusstsein sich im Hinblick auf das Erleben der Zukunft verdunkelte. Seit dieser Zeit verbinden sich mit den Vorstellungen des Menschen über die Zukunft immer die beiden Gefühle der Furcht und der Hoffnung, die Goethe in seinem Faust «zwei der grössten Menschenfeinde» nennt.

Wenn der Seelenblick vorstellend und erkennend auf den Geschehnissen der Vergangenheit ruht, mag im Nacherleben noch manche Gemütsbewegung freudiger oder schauervoller Art möglich sein. Aber Furcht und Hoffnung sind im Hinblick auf die Vergangenheit wesenlos. Die Betrachtung der Vergangenheit ergreift nicht den Willensteil der Seele. Doch jeder Zukunftsblick ergreift des Menschen Fühlen und Wollen, oft dergestalt, dass inmitten der Seelenwogen die Insel des Denkens nicht erreicht werden kann.

Wer Zukunftsbilder, furchtbare oder hoffnungsvolle, derart malt, dass der Lebensmut durch Entsetzen gelähmt oder die Einsicht durch Illusionen verdunkelt wird, versündigt sich am Menschen. Aber es gibt eine berechtigte Art, über die Zukunft der Menschheitsentwicklung zu sprechen. Es können die grossen geistigen Weltgesetze aufgezeigt werden. Diese Gesetze schränken die menschliche Freiheit nicht ein. Ihre Kenntnis lähmt das Wollen nicht und trügt nicht das Denken. Sie schafft Weltvertrauen aus Einsicht.

Von solcher Art sind die Aussagen, die Rudolf Steiner in seiner «Geheimwissenschaft» über «Gegenwart und Zukunft der Welt- und Menschheitsentwicklung» gemacht hat. In ähnlicher Art für seine Zeit spricht auch das kleine Büchlein «De septem intelligentiis», das der Abt Johannes Trithem von Sponheim im Jahre 1508 verfasst hat.

Der Kaiser Maximilian, «der letzte Ritter», verkörperte für seine Zeitgenossen nicht nur die besten Kräfte und Tugenden einer zur Neige gehenden Epoche, er vertrat auch machtvoll, dass die neuen Seelenkräfte, die menschlich gewordene Intelligenz, sich aufschwingen müsse zur Erkenntnis der Natur und der Geisteswelt. So sammelte er um sich die grossen Denker seiner Zeit und förderte die Künstler, welche die Menschen das neue Sehen lehrten. Gerne holte er sich Rat bei den Weisen. Zu diesen gehörte für ihn vor allem der gelehrte Abt Johannes Trithemius, der jetzt – nachdem er von Sponheim hatte weichen müssen – dem Schottenkloster St. Jakob in Würzburg vorstand. Er legte ihm acht Fragen vor über Gottesglauben und Gotteserkenntnis, über die Möglichkeit der Erlösung der Nichtchristen, über die Wunderwirkung der Ungläubigen, über das Hexenwesen, über die Rätselhaftigkeit mancher Aussagen der Heiligen Schrift, und zuletzt «ob aus der natürlichen Vernunft gerade so wie aus der Heiligen Schrift bewiesen werden könne, dass Gott für alle menschlichen Dinge und Handlungen Sorge trage und für alles und einzelnes, was in der Welt geschieht, eine gewisse und untrügliche Fürsorge habe»?

Drei Monate widmete Trithemius der Beantwortung dieser so gut gestellten kaiserlichen Fragen. Man merkt den Antworten des Abtes an, wie sehr er sich bemüht, nicht mit den herrschenden kirchlichen Anschauungen – «es ist Ketzerei, zu behaupten, es gebe keine Hexen» – irgendwie in Konflikt zu kommen. Aber neben dieser Arbeit verfasst er eine kleine Schrift, die er dem Kaiser widmet, das Büchlein über die sieben Planetengeister.

In dieser Schrift weist Trithemius darauf hin, dass es der

Glaube von alten Weisen sei, dass die Welt nach Gottes Anordnung von untergeordneten Geistern regiert werde. Er beruft sich dabei auf ein Buch «des alten Philosophen Menastor». (Diesen Namen – es ist ungewiss, wer damit gemeint ist – hat Trithemius schon in seiner «Steganographie» erwähnt.) Dann nennt er die Namen der regierenden Geister und ihre zeitliche Aufeinanderfolge und Zuordnung zu den Planeten: Orifiel-Saturn, Anael-Venus, Zachariel-Jupiter, Raphael-Merkur, Samael-Mars, Gabriel-Mond und Michael-Sonne. Jeder Engel hat eine Regierungszeit von 354 Jahren, 4 Monaten, 4 Wochen und 4 Tagen. Bei der Weltschöpfung – sie wird mit dem 15. März des Jahres 5206 vor Christus angegeben – beginnt Orifiel als erster seines Amtes zu walten. Deutlich wird gesagt, dass die Namen der regierenden Engel nicht «Namensbezeichnungen» darstellen, sondern «Würden» (nomen est officii non naturae). Dann folgen die Schilderungen der einzelnen Epochen bis auf Samael, unter dessen Marsregierung die Sintflut stattfand («anno mundi 1656 fuit diluvium universale»). Von der ersten Michael-Herrschaft wird gesagt, dass die Menschen damals die Baukunst erfanden («hic quoque temporibus architectura inventa est»).

Unter der zweiten Orifiel-Herrschaft wird der Turm zu Babel gebaut. Unter Anael vergessen die Menschen den wahren Gott und beginnen Götterbilder anzubeten. Doch folgt unter Zachariel ein «goldenes Zeitalter», in welchem Abraham und Prometheus leben. Für das Raphael-Zeitalter werden genannt: Merkur, Bacchus, Isis, Apollo, Cecrops, Cadmus, Moses und die Sibyllen. Unter Samael findet der trojanische Krieg statt. Paris, Karthago und Venedig werden gegründet, es leben Saul und Homer. Im zweiten Mondzeitalter unter Gabriel leben die sieben Weisen Griechenlands, Lykurg, Nebukadnezar und Jeremias, Rom wird gegründet. Das neue Michael-Zeitalter, vom 1. Mai des Jahres 4606 (von der Erschaffung der Welt) bis zum 29. September des Jahres 4960 (246 v. Chr.) dauernd, bringt die grossen Philosophen von Pythagoras bis Aristoteles und Alexander den Grossen.

Dann beginnt zum dritten Mal Orifiel sein Regiment. Hannibal kämpft gegen Rom, Karthago wird zerstört, Antiochus

Epiphanes und Mithridates herrschen, in Rom werden an einem Tage drei Sonnen gesehen, dann folgen Caesar und Augustus. Im Jahre 5206 der Welt wird Jesus Christus geboren. Damit wird das Szepter von Juda genommen, und es wird den Juden die Freiheit erst wieder gegeben mit der dritten Regierungsperiode des Michael, die im Jahre 1880 (an einer anderen Stelle des Büchleins wird gesagt 1879) beginnen wird.

Trithemius schildert im weiteren seine eigene Zeit. Es ist wieder die Herrschaft des Mars-Engels: Samael. Da gibt es immer gewaltige Veränderungen, Reiche vergehen und entstehen. Unter einer Samael-Herrschaft war die Sintflut, war der Fall Trojas. Und noch vor Ablauf seiner diesmaligen Herrschaft (im Jahre 1525 nach Christus) wird eine grosse Sekte sich erheben, eine Zerstörung der alten Religion. Dies schrieb Trithemius im Jahre 1508. Man hat darin die Voraussage der Reformation durch Martin Luther gesehen.

Über das kommende Gabriel-Zeitalter sagt Trithemius nichts, denn «die Darstellung dieser Periode erfordere die Gabe der Prophezeiung». Und er betont noch einmal nachdrücklich, dass er den von ihm vorgetragenen Meinungen durchaus nicht zustimme; dass er nur das glaube und annehme, was die katholische Kirche lehre und alles übrige als Aberglaube verwerfe. Derart schützte sich Trithemius vor allem Verdacht der Ketzerei, aber ihm war aus zuverlässigen okkulten Quellen wohl die Richtigkeit seiner Darlegungen bewusst. Es ist unmöglich, aus des Trithemius Schriften herauszufinden, was seine eigene Überzeugung ist, so lange man auf geisteswissenschaftliche Begriffe sich nicht einlassen will. Dann aber offenbart sich ein Kundiger, der zu unterscheiden weiss zwischen Naturbetrachtung und imaginativem Seelenerlebnis, ein Kluger, der weiss, was er mitteilen darf und was nicht, und ein Gütiger, der durch seine Worte und Werke den Menschen helfen will in einer Zeit, in der viel Verwirrung waltet durch das Versiegen alter Seelenkräfte und durch das Unvermögen, die neuen Kräfte zu erfassen, die den Menschen zu einer neuen Stufe seines Freiheits-Erlebens führen sollen.

Verzeichnis der Abbildungen

1 Aiax und Kassandra 35
2 Diomedes mit dem Palladium 37
3 Stadtbild von Konstantinopel 39
4 Archimedes 47
5 Gaius Julius Caesar 69
6 Augustus 71
7 Otto III. 77
8a Järvsta-Stein aus Uppland 80
8b Stein von Landeryds 81
8c Stein von Gripsholm 81
9 Stein von Eskilstuna 80
10 Christusdarstellung vom Runenstein in Jaellinge (Dänemark) 82
11 Sigurd-Runenstein (Södermanland) 83
12 Darstellung zur Sigurdsage auf einem Holzpfeiler der Stabkirche von Hyllestad (Norwegen) 84
13 Anselm von Canterbury 91
14 Thomas von Aquino 97
15 Franz von Assisi 107
16 Dante 113
17 Johannes Tauler 121
18 Mohammed II. 127
19 Johann Valentin Andreä 135
20 Nikolaus Cusanus 139
21 Johannes Gerson 147
22 Ansicht von Basel zur Zeit des Konzils (1431) 151
23 Nikolaus Cusanus 155
24 Globusspiel aus dem Pariser Druck von 1514 156
25 Siegel des Kardinals Nikolaus Cusanus 163
26 Aus der 42-zeiligen Bibel Gutenbergs 169
27 Hieronymus Bosch 173
28 a–d Albrecht Dürers Methoden der Bildprojektion 178–181
29 Trithem von Sponheim 187

Literatur-Hinweise

Gedenktage im Jahreslauf

Deubner, Ludwig, Attische Feste. Darmstadt 1959.
Ginzel, F.K., Handbuch der mathematischen und technischen Chronologie. Unveränderter Nachdruck Leipzig 1958.
Nilsson, Martin F., Griechische Feste von religiöser Bedeutung. Darmstadt 1957.
Ovidius Naso, P., Die Fasten. Herausgegeben, übersetzt und kommentiert von Franz Bömer, Heidelberg 1957.
Steiner, Rudolf, Goethes geheime Offenbarung, Vortrag vom 29. 9. 1900 in Berlin (keine Nachschrift vorhanden).
– Der anthroposophische Seelenkalender. 8. Aufl. Dornach 1977. Der Seelenkalender mit den Wochensprüchen wurde im Jahre 1918 wieder abgedruckt (zusammen mit dem Vortrag Rudolf Steiners «Philosophie und Theosophie» vom 17. August 1908, den vier Märchen aus den Mysteriendramen und dem 7. und 8. Bild des vierten Mysteriendramas) in einem Büchlein, das die Aufschrift trug «Durch den Geist zur Wirklichkeits-Erkenntnis der Menschenrätsel» und den weiteren Vermerk «Nicht im Buchhandel. Liebesgabe für deutsche Kriegsgefangene». Im gleichen Jahre – 1918 – erschien der Seelenkalender auch in den kleinen «farbigen Heften der Waldorf-Astoria» und in den folgenden Jahren kamen Wochensprüche aus dem Seelenkalender zum Abdruck in den Zeitschriften: «Waldorf-Nachrichten», «Die Waage», «Österreichischer Bote von Menschengeist zu Menschengeist». Weiterhin hat Rudolf Steiner die Anweisungen gegeben zur eurythmischen Darstellung der Wochensprüche und im Jahre 1925 erschien der Seelenkalender als selbständiges Büchlein, dessen goldene Umschlagszeichnung auf lichtblauem Grunde Rudolf Steiner selbst noch entworfen hatte.

Hundert Jahre

Altes Testament, 3. Buch Mose, Kapitel 25.
Dio Cassius, Geschichtswerk. Übersetzung von Schöll und Tafel, Bd. 1–16. 1831–1894.
Steiner, Rudolf, Über das Verhältnis der Zahl 12 (des Raumes) zur Zahl 7 (Zeit) siehe 8. und 9. Vortrag des Zyklus «Der Orient im Lichte des Okzidents» 23.–31. 8. 1909. GA 113, 4. Aufl. Dornach 1960.

Zur Kunst der Geschichtsschreibung

Steiner, Rudolf, Die Geheimwissenschaft im Umriss, 1910. GA 13, 29. Aufl. Dornach 1977.

Vom grossen Pan

Hederich, Benjamin, Gründliches mythologisches Lexikon. Leipzig 1770.
Herodot, Geschichte. Übersetzt von Adolf Schöll. 6. Buch, 105. Stuttgart 1848.
Müller, Johannes von, Geschichte der Schweizerischen Eidgenossenschaft, 1786–1808.
Pauly-Wissowa, Realenzyklopädie der klassischen Altertumswissenschaft. 1839 ff und 1893 ff, Artikel ‹Pan›.
Plutarch, Über den Verfall der Orakel. In: Moralische Schriften. Übersetzt von Joh. Chr. Felix Bähr. II. Band, S. 1306 ff. Stuttgart 1835.
Steiner, Rudolf, Wie erlangt man Erkenntnisse der höheren Welten? GA 10, 22. Aufl. Dornach 1975.
– Die Geheimwissenschaft im Umriss. 1910. GA 13, 29. Aufl. Dornach 1977.

Über das Palladium

Chavannes, Fernand, De Palladii Raptu. Berlin 1891.
Lasaulx, Ernst von, Der Untergang des Hellenismus und die Einziehung seiner Tempelgüter durch die christliche Kirche. München 1854.
Livius, Titus, Römische Geschichte.
Pauly-Wissowa, Realenzyklopädie der klassischen Altertumswissenschaft.
Steiner, Rudolf, Bausteine zu einer Erkenntnis des Mysteriums von Golgatha. Vortrag vom 17. 4. 1917 in Berlin. GA 175, 3. Aufl. Dornach 1961.

Archimedes

Archimedes, Werke. Übersetzt und mit Anmerkungen versehen von Arthur Czwalina. Darmstadt 1963.

Eratosthenes

Berger, Geschichte der wissenschaftlichen Erdkunde der Griechen. 2. Aufl. 1903.
Steiner, Rudolf, Die Rätsel der Philosophie. GA 18, 8. Aufl. Dornach 1968.

Das Mass der Erde

Steiner, Rudolf, Der Bewegungsrhythmus des Menschen, Vortrag vom 30. 12. 1910, in: Okkulte Geschichte. GA 126, 4. Aufl. Dornach 1975.

Alesia

Gaius Julius Caesar, Commentarii de bello Gallico.
Steiner, Rudolf, Vortrag vom 2. 4. 1918 in Berlin, in: Erdensterben und Weltenleben. Anthroposophische Lebensgaben. Bewusstseins-Notwendigkeiten für Gegenwart und Zukunft. GA 181, Dornach 1967.

Die römischen Mysterien und das Weihnachtsereignis

Livius, Titus, Römische Geschichte.
Plutarch, Lebensbeschreibungen.
Sueton, Kaisergeschichte.

Gerbert von Aurillac

Ellert, Gerhart, Der Zauberer. Wien 1933.
Hock, C.F., Gerbert oder Sylvester II. und sein Jahrhundert. Wien 1837.
Steiner, Rudolf, Anthroposophische Leitsätze. Briefe an die Mitglieder. GA 26, 7. Aufl. Dornach 1976.

Nordische Runensteine

Brate, Erik/Wessén, Elias, Södermanlands Runinskrifter, Stockholm 1924–1936.
Friesen, Otto von, Runorna. Stockholm 1933.
– Uplands Runstenar. Uppsala 1907.
Steiner, Rudolf, Vortrag vom 7. 6. 1914 in Dornach, in: Wege zu einem neuen Baustil. Stuttgart 1957.

Anselm von Canterbury

Anselm von Canterbury, Cur Deus Homo, lateinisch und deutsch. Darmstadt 1958.
Steiner, Rudolf, Die Philosophie der Freiheit. GA 4, 14. Aufl. Dornach 1978.

«Soll die Ideenwelt der Erlösung nicht teilhaftig werden?»

Steiner, Rudolf, Die Prüfung der Seele (1911), 2. Mysteriendrama. GA 14, 3. Aufl. Dornach 1962.
– Die Philosophie des Thomas von Aquino. 3 Vorträge vom 22.–24. 5. 1920 in Dornach. GA 74, 3. Aufl. Dornach 1967.
Werner, Carl, Der heilige Thomas von Aquino. 3 Bände, Regensburg 1858–59.

Nominalismus und Realismus

Grabmann, Martin, Die Geschichte der scholastischen Methode. Darmstadt 1961.
Steiner, Rudolf, Die Philosophie der Freiheit. GA 4, 14. Aufl. Dornach 1978.

Berufung und Zeitaufgabe

Celano, Thomas von, Leben des heiligen Franz von Assisi.
Steiner, Rudolf, Vortrag vom 1. 10. 1923 in Wien, in: Die Anthroposophie und das menschliche Gemüt. Dornach 1976.

«Dante und die Gegenwart»

Steffen, Albert, Dante und die Gegenwart. Zehn Essays. Dornach 1965.

Johannes Tauler (1300–1361)

D. Joh. Tauleri, Predigten auff alle Sonn- und Feyertage durchs gantze Jahr samt dessen übrigen geistreichen Schrifften. Frankfurt am Mayn und Leipzig 1720.
Preger, Wilhelm, Geschichte der deutschen Mystik im Mittelalter – III. Teil. Leipzig 1893.
Steiner, Rudolf, Die Mystik im Aufgange des neuzeitlichen Geisteslebens und ihr Verhältnis zur modernen Naturwissenschaft. GA 7, 5. Aufl. Dornach 1960.
– Briefe an die Mitglieder, in: Anthroposophische Leitsätze. GA 26, 7. Aufl. Dornach, 1976.

Ende eines tausendjährigen Reiches

Mordtmann, A.D., Belagerung und Eroberung Konstantinopels durch die Türken im Jahr 1453. Nach den Originalquellen dargestellt. Stuttgart und Augsburg 1858.

Die Chymische Hochzeit des Christian Rosenkreutz im Jahr 1459

Andreä, Joh. Valentin, Die Chymische Hochzeit des Christian Rosenkreutz. Strassburg 1616.
– Die chymische Hochzeit des Christian Rosenkreuz. Herausgegeben, bearbeitet und übersetzt von Walter Weber. 3. Aufl. Basel 1978.
Steiner, Rudolf, Der Entstehungsmoment der Naturwissenschaft in der Weltgeschichte und ihre seitherige Entwicklung. GA 326, Dornach 1977.
– Die Kernpunkte der sozialen Frage in den Lebensnotwendigkeiten der Gegenwart und der Zukunft. GA 23, 6. Aufl. Dornach 1976.

Nikolaus Cusanus und das Michael-Mysterium

Nikolaus von Cues, Schriften in deutscher Übersetzung. Hamburg 1952.
Düx, Joh. Martin, Der deutsche Cardinal Nicolaus von Cusa und die Kirche seiner Zeit. Regensburg 1847.
Gerson, siehe Scharpff.
Jaspers, Karl, Nicolaus Cusanus, München 1964.
Mühl, Theodora von der, Vorspiel einer Zeitenwende – Das Basler Konzil 1431–1448. München 1959.
Scharpff, Franz Anton, Der Cardinal und Bischof Nicolaus von Cusa. Mainz 1843.
Steiner, Rudolf, Die Mystik im Aufgange des neuzeitlichen Geisteslebens und ihr Verhältnis zur modernen Weltanschauung. GA 7, 5. Aufl. Dornach 1960.
– Briefe an die Mitglieder, in: Anthroposophische Leitsätze GA 26, 7. Aufl. Dornach 1976.
Vansteenberghe, Edmond, Le Cardinal Nicolas de Cues. Lille 1920.

Die «Correctio Kalendarii» des Nikolaus von Cues

Nikolaus von Cues, Die Kalenderverbesserung. Lateinisch und deutsch, Heidelberg 1955.
Steiner, Rudolf, Die Philosophie der Freiheit. GA 4, 14. Aufl., Dornach 1978.

Vom Globusspiel

Die Schrift «De ludo globi» (abgefasst vermutlich im Jahre 1462) liegt in drei deutschen Übersetzungen vor: Franz Anton Scharpff: Des Cardinals und Bischofs Nikolaus von Cusa wichtigste Schriften, Freiburg i.Br. 1862; dann: Nikolaus von Cues, Gespräche und Abhandlungen, von Arthur Buchenau, Berlin 1947; und Nikolaus von Cues, Vom Globusspiel, übersetzt von Gerda von Bredow, Hamburg 1952.

Nikolaus Cusanus und die Mathematik

Nikolaus von Cues, Mathematische Schriften. Hamburg 1952.
Steiner, Rudolf, Mathematik und Okkultismus, in: Philosophie und Anthroposophie, GA 35, Dornach 1918.
– Der Entstehungsmoment der Naturwissenschaft in der Weltgeschichte und ihre seitherige Entwicklung. Vortrag vom 24. 12. 1923 in Dornach. GA 326, Dornach 1977.

Johannes Gutenberg

Ruppel, Aloys, Johannes Gutenberg – Sein Leben und sein Werk. Berlin 1947.
Steiner, Rudolf, Gutenbergs Tat als Markstein der Kulturentwicklung, in: Gesammelte Aufsätze zur Kultur- und Zeitgeschichte 1887–1901, GA 31, 2. Aufl. Dornach 1966.
– Wie erlangt man Erkenntnisse der höheren Welten? GA 10, 22. Aufl. Dornach 1975.

Hieronymus Bosch – Ein Maler des Unter- und Übersinnlichen

Wertheim Aymès, Clément A., Hieronymus Bosch. Berlin 1957.
L'opera completa di Bosch. Milano 1966.

Was wir Albrecht Dürer verdanken

Faensen, Hubert, Albrecht Dürers schriftlicher Nachlass. Eine Auswahl. Darmstadt 1963.
Steck, M., Dürers Gestaltlehre der Mathematik und der bildenden Künste. Halle 1918.
Steiner, Rudolf, Die Philosophie der Freiheit. GA 4., 14. Aufl. Dornach 1978.

Zur Lebensgeschichte des Trithem von Sponheim

Arnold, Klaus, Johannes Trithemius (1462–1556). Würzburg 1971.
Schneegans, W., Abt Johannes Trithemius und Kloster Sponheim. Kreuznach 1882.
Silbernagel, Johannes Trithemius – eine Monographie. Landshut 1868.
Steiner, Rudolf, Die Mystik im Aufgange des neuzeitlichen Geisteslebens und ihr Verhältnis zur modernen Weltanschauung. GA 7, 5. Aufl. Dornach 1960.
– Die Geheimwissenschaft im Umriss, GA 13, 29. Aufl. Dornach 1977.
Trithemii, Joannis, De septem secundeis ... Libellus 1600.

Philosophisch-Anthroposophischer Verlag
Goetheanum, CH-4143 Dornach

Taschenbuchreihe:

1

Paul Eugen Schiller

Der anthroposophische Schulungsweg

Ein Überblick

Aus dem Inhalt: Die Erziehung zum Geist-Erkennen – Der Aufbau des anthroposophischen Schulungsweges – *Die Vorbereitung:* Studium der Geisteswissenschaft, Grundstimmungen, Pflege des Denkens, Fühlens und Wollens, Sinnlichkeitsfreies Denken, Fühlen und Wollen – *Die Schulung:* Bedingungen und Gefahren, Meditationen, Leibfreies Seelenleben – *Das Überschreiten der Schwelle:* Die Einweihung, Der christliche Einweihungsweg, Der rosenkreuzerische Einweihungsweg, Der Einweihungsweg der Gegenwart – *Die Geistes-Wissenschaft:* Die imaginative –, die inspirierte –, die intuitive Erkenntnisstufe – Quellenverzeichnis. 152 Seiten

2

Georg Unger

Kernenergie und Geisteswissenschaft

Inhalt: Unorthodoxe Gedanken zur Atomenergie – Neue Naturkräfte und das Problem ihrer Beherrschung – Der Atomismus des 19. Jahrhunderts – Atome als «Phänomene» – Das okkulte Geheimnis des Atoms – Vom Wesen der untersinnlichen Kräfte – Der Dritte Weltkrieg wütet schon – Anmerkungen. 108 Seiten

4

Georg Hartmann

Lebenswege

Bilder aus der Geistesgeschichte der Menschheit im Zeitalter der Bewusstseinsseele

Aus dem Inhalt: Harun und Bacon – Shakespeare und die soziale Frage – Leibniz, der Mann des praktisch-tätigen Lebens – F. Chr. Oetinger – Goethe, Hegel und Rudolf Steiner – Schiller und das Rätsel des Bösen – Johann Peter Hebel – Wilhelm Grimm – Zur Biographie von Karl Marx – Einiges über Karl Marx und Friedrich Engels – August Strindberg als Historiker – Karl Julius Schröer – Wassily Kandinsky – Rudolf Steiner. Ca. 200 Seiten, mit Abbildungen